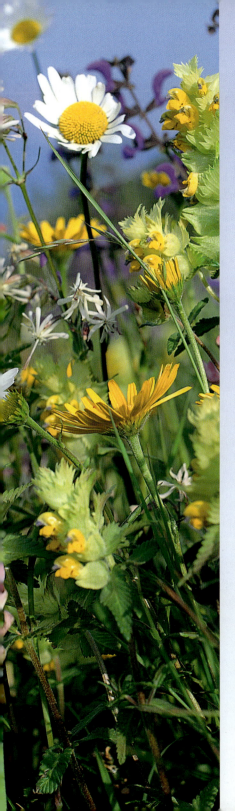

Hilfe aus der Natur

*I*mmer mehr Eltern möchten ihren Kindern im Krankheitsfall mit natürlichen Heilmitteln helfen, statt mit Antibiotika oder Fieberzäpfchen die Symptome zu bekämpfen.
Dieses Buch – eine Neuausgabe mit aktualisiertem Inhalt – hilft Ihnen dabei, Störungen und Erkrankungen frühzeitig zu erkennen und eigenverantwortlich zu behandeln. Vom Säuglingsalter bis zur Pubertät beschreibe ich Ihnen die häufigsten Krankheiten, nenne Ihnen das passende Heilmittel und seine Anwendung und zeige die Grenzen der Selbstbehandlung auf. Sie können darauf vertrauen, daß die Behandlung mit Naturheilmitteln die Selbstheilungskräfte Ihres Kindes wieder zur vollen Entfaltung bringt und seine Abwehrkräfte stärkt.

Dr. med. H. Michael Stellmann

INHALT

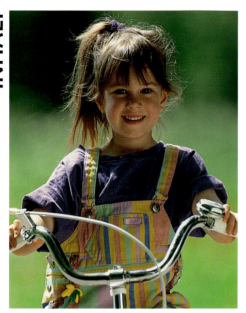

INFORMATION

Die natürliche Entwicklung............4
An die Eltern 5
Während der Schwangerschaft...........8
Der Säugling.................................10
Das Urbedürfnis des Säuglings:
die Nahrung..................................11
Wichtiges zur Pflege..........................12
Besonderheiten in den ersten
Wochen..13
Die Seele erwacht 14
Die ersten Zähne.............................15
Muß ein Tragetuch oder ein
Tragesack sein?...............................16
Das Kleinkind 16
Vorbild als erste Orientierung............17
Über das Spielen.............................17
Die Zeit der Infekte 18
Das Schulkind 18
Die Zeit bis zum Beginn der
Pubertät..20

BEHANDLUNG

Natürliche Heilmittel.......................22
Die Heilkraft des Fiebers....................23
Bettruhe ist wichtig...........................25
Die richtige Ernährung 26
Muttermilch und Flaschen-
nahrung..26
Die Ernährung von Klein- und
Schulkindern 28
Ernährung des kranken Kindes.........31
Behandlung mit Heilpflanzen 32
Heilpflanzen-Tees als tägliches
Getränk..32
Heilpflanzen-Tees bei Krankheiten....38
Heilpflanzen-Auszüge........................43
Homöopathie und homöopathische
Mittel 45
Wasser und Wärme als heilsame
Reize 47
Wasseranwendungen – kalt und
warm 48
Umschläge, Kompressen,
Auflagen 55
Die Inhalation.................................57
Der Einlauf.....................................57
Sonne – Luft – Bewegung.................58
Symbioselenkung 59

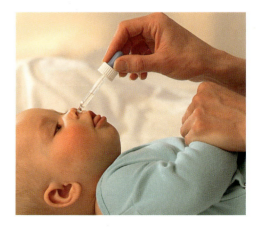

INHALT

Natürliche Behandlung 60
Die Pflege des kranken Kindes...........61
Wann ist eine Selbstbehandlung
möglich?......................................62
Erkältungskrankheiten 63
Akute fieberhafte Erkältung..............63
Schnupfen 65
Nasennebenhöhlenentzündung 67
Husten und Bronchitis.....................68
Der Pseudokrupp 70
Akute Ohrenentzündung..................71
Mandelentzündung (Angina).............71
Lymphatismus 72
Polypen, Drüsenschwellungen 72
Die »klassischen« Kinder-
krankheiten 74
Masern...75
Scharlach......................................77
Keuchhusten 78
Windpocken...................................80
Röteln 81
Mumps...81
Diphtherie.....................................82
Verdauungsstörungen, Magen-Darm-
Erkrankungen 82
Soor...82
Mundfäule.....................................83
Erbrechen.....................................83
Blähungen, vor allem beim Säugling .84
Durchfall.......................................86
Verstopfung 87
Blasen- und Nierenerkrankungen 88
Blasen- und Nierenentzündung 88
Die »schwache« Blase 88
Bettnässen....................................89
Zeckenbisse 92
Allergien 92
Wodurch werden Allergien
ausgelöst?.....................................92
Was Sie selbst tun können...............94
Die Klimakur 95
Hilft die Desensibilisierung? 96
Allergisches Asthma 97

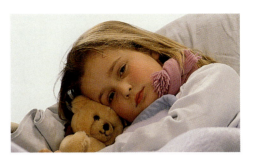

Das allergische Ekzem.......................98
Erkrankungen der Haut 98
Verletzungen...................................98
Verbrennungen................................99
Insektenstiche 100
Hauteiterungen 100
Furunkulose 100
Akne..101
Fehlverhalten, Entwicklungs-
störungen 101
Unruhe beim Säugling 101
Nervosität bei Klein- und
Schulkind 103
Appetitstörungen............................105
Schlafstörungen 107
Schulkopfschmerz..........................111
Konzentrationsstörungen.................111
Gedächtnisschwäche und Angst......112

Die notwendige Vorbeugung 114
Rachitisprophylaxe 115
Impfungen....................................116
Die Tetanus-Impfung ist
unerläßlich....................................116
Weitere Impfungen 117
Die Hausapotheke..........................119

ZUM NACHSCHLAGEN

Bücher, die weiterhelfen 120
Adressen, die weiterhelfen 122
Beschwerden- und Sachregister 123

Die natürliche Entwicklung

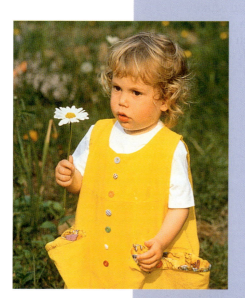

Lassen Sie sich beim Heranwachsen Ihres Kindes immer von dem Gedanken leiten, daß seine seelische und seine geistige Entwicklung genauso wichtig sind wie das körperliche Gedeihen. Jedes Kind ist eine eigene Persönlichkeit; folgen Sie Ihrem Instinkt und schenken Sie Ihrem Kind viel Zeit und Zuwendung, damit sich alle seine Eigenschaften und Fähigkeiten ausbilden können.

An die Eltern

Eltern, die mit ihren Kindern zu mir in die Sprechstunde kommen, haben oft einen langen Weg hinter sich, der sie von Arzt zu Arzt führte. Nun wollen sie es mit der Naturmedizin versuchen; oft in der Vorstellung, daß die Behandlung sofort helfen und wenig Mühe machen soll. Das aber ist nicht möglich; eine naturgemäße Behandlung erfordert Zeit und Geduld, zudem die Bereitschaft, auch Verantwortung zu übernehmen. Wurden bei einem Kind Krankheiten immer wieder durch Antibiotika oder fiebersenkende Mittel unterdrückt, muß der Organismus zunächst davon befreit werden – nur so können sich seine Selbstheilungskräfte wieder voll entfalten.

Auf Ihre Mitarbeit kommt es an

Im folgenden erkläre ich Ihnen das Wesen der naturgemäßen Behandlung. Lesen Sie bitte diese Ausführungen zuerst, damit Sie bei der Lektüre der Krankheitskapitel verstehen, wie das Zusammenspiel der Selbstheilungskräfte des Körpers und der naturmedizinischen Behandlung funktioniert.

Was ist Gesundheit, was ist Krankheit?

Hippokrates, Arzt der Antike, hat Gesundheit als das Gleichgewicht aller im Menschen wirkenden Kräfte gesehen; eine Erkrankung tritt auf, wenn dieses Gleichgewicht durch einseitige Beanspruchung unserer Kräfte gestört ist. Mit unserem Körper sind wir Teil der Natur; das, was im Laufe unseres Lebens seelisch und geistig in uns wirksam wird, unterscheidet uns von ihr. Aus der Gegensätzlichkeit von lebendiger Körperlichkeit einerseits und beseeltem Geist andererseits haben sich die für uns Menschen spezifischen Eigenschaften entwickelt: der aufrechte Gang, die Sprache, das Denken. In dieser Polarität liegt auch die Ursache für Krankheiten, die uns in verschiedenen Ausprägungen heimsuchen.

Krankheit aktiviert die Fähigkeit des Organismus, das Gleichgewicht wieder herzustellen – so gesehen ist sie der größte Schutz zur Verteidigung unseres Lebens. Lassen Sie Ihrem Kind zur Entwicklung und Überwindung der Krankheit die notwendige Zeit; unterstützen Sie sein Bemühen, mit Hilfe der Krankheit zurückzu-

Für die kindliche Entwicklung sind Krankheiten oft »not-wendig«

6   Die natürliche Entwicklung

Behandelt wird die
Krankheitsursache

finden zur Gesundheit. Wir sollten eine Krankheit als Signal verstehen, unsere Situation oder die unseres Kindes in bezug auf Ausgewogenheit zu überprüfen. Bei der naturgemäßen Behandlung geht man davon aus, daß Körper, Seele und Geist eine Einheit sind – dieser ganzheitliche Ansatz findet sich auch in der von Rudolf Steiner begründeten Anthroposophie. Der mit Medikamenten aus der Natur arbeitende Arzt versucht, die vielfältig miteinander verflochtenen körperlichen und seelischen Symptome in ihrer Gesamtheit zu erfassen. Er behandelt nicht nur ein Krankheitssymptom, sondern den ganzen Menschen.

Naturheilverfahren und naturgemäße Behandlung
Naturheilkunde ist Erfahrungsheilkunde, aber auch Erkentnisheilkunde. Sie wendet Heilmethoden und -mittel an, die sich in Jahrhunderten bewährt haben. Ihre Anfänge gehen zurück auf die Ärzte der Antike. Es werden ausschließlich Heilmittel eingesetzt, die aus der Natur kommen. Hierzu gehören pflanzliche Heilmittel, Homöopathika, gewonnen aus Natursubstanzen, die vollwertige Ernährung, Wasser-, Moor- und Heilerde-Anwendungen, Klimakuren. Bei Kindern sind auch Ruhe und Wärme wichtige Heilungsfaktoren! Ziel der naturgemäßen Behandlung ist es, die Selbstheilungskräfte des Menschen zu aktivieren und gleichzeitig jede körperliche Schädigung zu vermeiden. Das bedeutet auch, daß der Patient, wenn nötig, seine Lebensweise umstellen muß. Als Behandlung habe ich häufig die vollwertige Ernährung empfohlen, denn falsche Ernährung bedeutet auf Dauer körperliche Schädigung. Eine wesentliche Voraussetzung dafür, daß Naturheilverfahren eine Krankheit heilen, ist die Mitwirkung des Patienten, in unserem Fall die der Eltern.

Geduld und Sorgfalt sind wichtig

Da natürliche Heilmittel auf die Krankheitsursache zielen, wirken sie nicht immer sofort, sondern bewirken eine Umstimmung im Körper, die sich – soll sie dauerhaft sein – nur allmählich vollziehen kann.
Bedenken Sie, daß jedes Medikament, auch eines, das nur natürliche Substanzen enthält, unerwünschte Nebenwirkungen haben kann, und führen Sie alle Maßnahmen gewissenhaft durch.

Es versteht sich von selbst, daß die Anleitung zur selbständigen Behandlung Ihres Kindes auf leichtere Beschwerden und Krankheiten beschränkt bleiben muß. Die Grenzen der Selbstbehandlung habe ich jeweils aufgezeigt. Abklärung durch den Arzt Ihres Vertrauens darf, wo es notwendig ist, keinesfalls versäumt werden.

Beachten Sie bitte die Grenzen der Selbstbehandlung

Umstellung auf naturgemäße Behandlung
Die naturgemäße Behandlung aktiviert die Selbstheilungskräfte des Körpers; es empfiehlt sich, den kindlichen Organismus während einer gesunden Periode ein- und umzustimmen – unter anderem durch die Ernährungsumstellung und die Symbioselenkung. Während eines Krankheitszustandes muß dieser Wechsel Schritt für Schritt durch einen erfahrenen Therapeuten vollzogen werden.
Wurden bei Ihrem Kind Krankheiten häufig durch Antibiotika oder fiebersenkende Mittel unterdrückt, können sich durch die Umstellung zunächst Fieber, Kopfschmerzen oder Verdauungsstörungen einstellen. Eine solche Reaktion ist positiv zu werten: Sie zeigt, daß der Körper seine Abwehrkräfte mobilisiert.

Allmählich umstimmen

Vertrauen Sie den Heilkräften der Natur
Machen Sie sich bitte vertraut mit Wirkungsweise und Anwendung der Heilmittel und Behandlungsmethoden (Seite 22), bevor Sie Ihr Kind behandeln. Vielleicht sind Sie dennoch zunächst unsicher; das ist nicht ungewöhnlich. Aber von Mal zu Mal werden Sie an Sicherheit gewinnen: Sie entwickeln ein Gefühl für die Reaktionen des kindlichen Körpers und die Signale der kindlichen Seele. Sie lernen, den Selbstheilungskräften Ihres Kindes, die durch eine Behandlung mit Naturheilmitteln wieder zur vollen Entfaltung kommen, zu vertrauen; damit wird es Ihnen leichter fallen, die Verantwortung für Gesundheit und Wohlbefinden Ihres Kindes zu übernehmen.
Glauben Sie mir: Furcht und Bequemlichkeit sind schlechte Ratgeber; sie versperren den Weg, der von uns zu unseren Kindern führt.

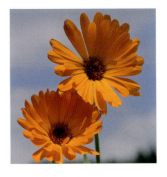

In Salben, Ölen und Essenzen kommen die Wirkstoffe der Ringelblume (Calendula) zum Einsatz.

Während der Schwangerschaft

Als werdende Mutter müssen Sie Ihre Lebensgewohnheiten keineswegs radikal ändern. Wenn Sie ein Mensch mit ausgeprägtem Bewegungsdrang sind, dann bewegen Sie sich auch jetzt viel – ist eher das Gegenteil der Fall, dann beginnen Sie nicht gerade in der Schwangerschaft mit einem körperlichen Training. Folgen Sie nur Ihrem Bedürfnis.

Mineralien für Schwangere?

Bei einer vollwertigen Kost müssen Sie in der Regel Mineralien, Vitamine oder Eisenpräparate nicht zusätzlich einnehmen. Tritt jedoch vermehrt Müdigkeit auf, dann empfehle ich Ihnen Schlehenelixier – dreimal täglich vor dem Essen einen Eßlöffel voll. Um zu verhindern, daß es durch die Kalkanforderungen des Kindes bei der Mutter zu Schäden vor allem an den Zähnen kommt, und um die kindliche Zahnbildung zu fördern, ist vom vierten Schwangerschaftsmonat an die Einnahme von Aufbaukalk 1 und 2 (Firma Weleda) ratsam.

Verzichten Sie auf Alkohol und Nikotin

Alkohol und Nikotin sind Gifte; sie passieren im Mutterleib die Schranke zwischen Mutter und Kind. Die Folge von Alkohol während der Schwangerschaft ist eine schlechtere Ausbildung aller Organe, vor allem des Gehirns und der Leber. Kinder von Trinkern sind geistig meist erheblich gestört und zeigen eine verzögerte allgemeine Entwicklung. Deshalb sollten Sie während der Schwangerschaft möglichst keinen Alkohol trinken.

Raucherinnen ist zu sagen, daß Nikotin und seine Verbrennungsrückstände vor allem Gefäßgifte sind, die beim Kind zumindest eine erhöhte Infektanfälligkeit bewirken können, gelegentlich auch eine verlangsamte allgemeine Entwicklung.

Die richtige Ernährung

Die kindliche Entwicklung im Mutterleib kann durch die Qualität der Nahrungsmittel wesentlich beeinflußt werden. Bemühen Sie sich deshalb während dieser Zeit darum, die Ernährung aus Produkten zusammenzustellen, die ohne chemische Zusätze gedüngt wurden. Essen Sie nicht zuviel Eiweiß, ein frisches Ei muß ja nicht täglich sein; bei Süßigkeiten etwas Disziplin üben; Fertigprodukte sind immer denaturiert und

Nicht zu viele Süßigkeiten, möglichst keine Fertigprodukte

künstlich präpariert; schwarzer Tee und Kaffee vielleicht etwas schwächer. Fleisch am besten nur von Rind, Lamm oder Wild, Schweine- und Kalbfleisch sollten Sie möglichst meiden; Schweinen und Kälbern werden bei der Aufzucht häufig Wachstumszusätze von zweifelhafter Qualität (Antibiotika, Hormone) ins Futter gemischt. Essen Sie möglichst keine Wurst; Wurstwaren werden oft aus Fleisch minderer Qualität hergestellt mit unkontrollierbaren Zusätzen, außerdem enthalten sie in der Regel sehr viel Fett. Sie sollten Getreidekost bevorzugen und Milch, an Süßmilch, wenn sie Ihnen schmeckt, bis zu einem Liter täglich, außerdem Obst und Gemüse; in diesen Lebensmitteln ist das Eiweiß, das Sie brauchen, in ausreichender Menge enthalten. Besonders gut werden jetzt Sauermilchprodukte vertragen, also Quark, Bioghurt, Kefir. Dunklem, älterem Vollkornbrot sollten Sie den Vorzug geben vor frischem, hellem Brot aus ausgemahlenem Getreide. Essen Sie viel Salat mit frischen Kräutern; seien Sie etwas vorsichtig mit Salz, würzen Sie – statt mit scharfen Gewürzen – lieber mit getrockneten oder frischen Kräutern. Auf Seite 120 habe ich Ihnen Ernährungsratgeber empfohlen, die Ihnen auch bei der Ernährung in der Schwangerschaft helfen können. Auf eine regelmäßige Verdauung sollten Sie achten. Unterstützend wirkt Schlackenkost, also Kleie und Vollkornbrot. Zusätzlich essen Sie zum Frühstück 4 oder 5 am Abend zuvor eingeweichte Feigen oder Pflaumen, die Sie langsam kauen.
Bei rascher Gewichtszunahme, bei Anschwellen der Beine, beim Auftreten von Ödemen auch im Gesicht müssen Sie ärztlichen Rat einholen.

Vollwertig ernähren mit Getreide, Obst, Gemüse und Milchprodukten

■ Den Arzt fragen

Harmonie und Ruhe

Um nun die schöne Zeit der Schwangerschaft noch mehr zu harmonisieren, sozusagen zur Ernährung Ihrer Seele, verordnen Sie sich selbst Ruhe und Ausgeglichenheit. Ziehen Sie sich von zuviel Lärm zurück. Dauernde Berieselung durch Radiomusik oder häufiges Fernsehen stört Ihr Kind bestimmt. Versuchen Sie, sich nicht zu zerstreuen, sondern zu sammeln. In vielen Städten finden sich werdende Mütter unter Leitung erfahrener Hebammen oder Krankengymna-

Vorbereitung auf die Geburt

stinnen zusammen, um sich durch Aufklärung, Entspannungsübungen und das Erlernen der richtigen Atmung auf die Geburt ihres Kindes vorzubereiten. Bei der Klärung der Frage, ob bei Ihnen eine Hausgeburt möglich oder eine Entbindung in der Klinik besser ist, berät Sie Ihr Frauenarzt. Voraussetzungen für eine Hausentbindung sind: Ruhe zu Hause, gute Pflege durch Mutter oder Ehemann und Entlastung im Haushalt. Ist dies nicht gegeben, muß zur Klinikgeburt geraten werden.

Der Säugling

Die ersten Stunden, die ersten Tage

Die Niederkunft beendet die große Aufgabe der Schwangerschaft. Mit dem ersten Schrei, der das neue Leben ankündigt und zur Entfaltung der Lungen führt, beginnt für Sie die Fürsorge für das Neugeborene. Bitten Sie darum, daß Ihr Kind nach der Geburt nur kurz mit Wasser abgewaschen und nicht abgeseift wird, damit die weiße, fettige Schicht, von der das Kind eingehüllt ist, erhalten bleibt. Diese Fettschicht – unschön und unzutreffend »Käseschmiere« genannt – dient in den ersten Lebensaugenblicken als Nahrung, Wärmeschutz und Hautpflege.

Warm eingehüllt fühlt sich Ihr Neugeborenes geborgen wie im Mutterleib.

Sie sollten Ihren Säugling auch nicht filmen oder fotografieren lassen – das Blitzlicht hat schon manches Neugeborene und manchen älteren Säugling so erschreckt (Schock), daß lange Zeit die Nachtruhe erheblich gestört war.

Die Wärme des Mutterleibes nachahmen
Zum Schutz des Kindes ist von Anfang an auf seinen Wärmehaushalt zu achten. Sie müssen versuchen, das gleichmäßig Umhüllende des Mutterleibes nachzuahmen; das heißt, Sie müssen Ihrem Kind den Temperaturwechsel von konstant 37 °C während der Schwangerschaft zu den Lufttemperaturen ohne allzu große Einbrüche ermöglichen.
Ziehen Sie ihm wollene Wäsche an, setzen Sie ihm immer ein Mützchen aus Baumwolle oder Batist auf, sonst strahlt durch die Schädeloberfläche zuviel Wärme ab. Prüfen Sie immer wieder Händchen und

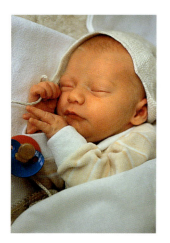

Der Säugling   11

Füßchen, ob sie kalt sind; ist das der Fall, dann müssen Sie eine in Tücher gewickelte Wärmeflasche mit in die Wiege geben.

Sollte Ihr Neugeborenes eine starke oder länger anhaltende Gelbsucht haben, so ist noch sorgfältiger darauf zu achten, daß die Wärme konstant ist, denn durch gleichbleibende Wärme kommt es, von speziellen Ausnahmen abgesehen, rasch und auf natürliche Weise zu einer Normalisierung der Hautfarbe.

Wärme ist wichtig!

Eine gut gepolsterte Wiege ist sicher besser als ein Korb oder ein Bettchen. Am vorteilhaftesten steht sie neben Ihrem Bett, dann müssen Sie nicht jedesmal aufstehen, wenn Ihr Kind unruhig wird, sondern können die Wiege vom Bett aus sanft bewegen. Denn das Wiegen des Kindes ist immer noch das beste Beruhigungsmittel.

Wenn Sie Ihr Kind gut zudecken, dann kann das Zimmer normal temperiert sein und häufig gelüftet werden. Direkte Lichteinwirkung müssen Sie zunächst etwas dämpfen, zum Beispiel durch einen zarten lichten »Himmel« über der Wiege.

Frische Luft von Anfang an

Das Urbedürfnis des Säuglings: die Nahrung

Schon wenige Stunden nach der Geburt sollten Sie versuchen, Ihr Kind zum Stillen an Ihre Brust zu legen. Sie regen dadurch die Brust zur Milchbildung an, und das Kind erhält die besonders wertvolle Vormilch. Wenn Sie in den letzten Monaten der Schwangerschaft die Brustwarze täglich mit etwas Zitronensaft beträufelt haben, dann hat sie eine Festigkeit erhalten, die es dem Kind leichter macht zu lernen, mit ihr umzugehen. Erst während der Stillzeit wird die Brustwarze mit einer Salbe oder etwas Öl gepflegt *(Calendula-Salbe* der Firmen Weleda und Wala, *Calendula-Öl).* Vertragen Sie kein Fett an der Haut, dann nehmen Sie *Wund- und Brandgel* (Firma Wala).

Die Vorteile des Stillens

Brustkinder gedeihen problemlos, sie sind weniger anfällig für Infekte als Flaschenkinder, Verdauungsstörungen sind bei ihnen kaum zu beobachten.

Dazu kommt, daß die Milchbildung in der Mutterbrust die Rückbildung der Gebärmutter fördert und eine Brust, die einmal Milch gebildet hat, für bösartige Erkrankungen weniger anfällig ist. Daß sich die Brust durch Stillen verformt, wie viele Frauen befürchten, stimmt nicht.

12 Die natürliche Entwicklung

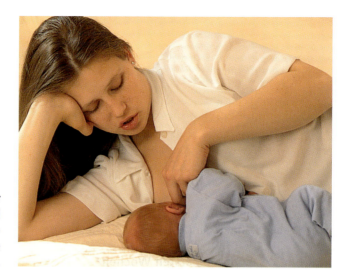

Beim Stillen erfährt der Säugling Zuneigung und Nähe der Mutter, außerdem bekommt er alle Nährstoffe, die er braucht.

Alle vier Stunden die Brust geben

Der Rhythmus des Stillens

In der ersten Zeit legen Sie Ihr Kind täglich sechs- bis achtmal an – je nach Verlangen. Nach sechs Wochen sollten Sie es langsam an einen Vierstundenrhythmus (plus/minus eine halbe Stunde) gewöhnt haben. Den Zeitaufwand für das Stillen sollten Sie Schritt für Schritt auf jeweils eine Viertelstunde reduzieren, nicht nur aus Gründen der Zeitersparnis, sondern auch, um zu verhindern, daß Ihr Kind mit der empfindlichen Brustwarze spielt; dadurch könnte eine Brustentzündung entstehen. Wird es zwischen den Mahlzeiten unruhig, so »stillen« Sie es bitte nicht durch Stillen, sondern versuchen Sie, es durch Wiegen oder Schaukeln zu beruhigen. Was Sie tun können, wenn das nichts nützt oder wenn sich nicht genug Milch bildet, können Sie auf Seite 26 nachlesen.

Wichtiges zur Pflege

Entgegen der landläufigen Meinung, man müsse einen Säugling täglich baden, bin ich der Ansicht, daß ein ein- bis zweimaliges Baden pro Woche ausreicht. Bei täglichem Baden waschen Sie zuviel vom körpereigenen Fett ab, um es durch ein künstliches, das Baby-Hautöl, zu ersetzen. Sie sollten Ihr Kind nur einölen, wenn es eine trockene Haut hat, dazu nehmen Sie am besten *Calendula-Öl*.

Die praktischen Papierwindeln sollten Sie nachts durch Stoffwindeln ersetzen, um zu verhindern, daß sich Ihr Kind wundliegt. Bei empfindlicher Haut ist von Papierwindeln abzuraten.

Die Ohren bitte nur äußerlich reinigen, und zwar mit einem in *Calendula-Öl* getränkten Wattebausch – nicht mit Wattestäbchen.

Bücher, die Ihnen ausführlichen Rat für die Kinderpflege geben können, sind auf Seite 120 genannt.

Ihr Kind braucht Zuwendung

Führen Sie Ihr Kind behutsam und ohne Hast an den »Erdenrhythmus« heran; tragen Sie Sorge, daß seine Grundbedürfnisse Nahrung, Ruhe und Wärme gestillt sind, und vor allem: Geben Sie Ihrem Kind die Zärtlichkeit und Aufmerksamkeit, die es braucht – und das ist viel!

Besonderheiten in den ersten Wochen

Immer wieder kommt es in den ersten Lebenswochen zu leichten Blutungen am Nabel, die oft besorgniserregend aussehen, jedoch in der Regel harmlos sind. Der Nabel wird mit *Arnika-Essenz* beträufelt und danach mit *Wecesin-Puder* bestäubt. Sollte sich Sekret absondern oder sollte eine Entzündung beginnen, ist die Vorstellung des Kindes beim Arzt notwendig.

Blutschwämmchen, das sind Blutgefäßerweiterungen in der äußeren Hautschicht, mit denen die Kinder geboren werden und deren Ursache unbekannt ist, wachsen in der Regel – außer im Gesicht – im ersten halben Jahr noch etwas; sie können dicker werden und auch größer. Danach blassen sie allmählich ab, verkleinern sich und sind nach drei Jahren verschwunden, ohne Narben zurückzulassen. Warten Sie also in Ruhe diese Entwicklung ab, Ihre Geduld wird sich lohnen. Unerklärlicherweise gilt dies nicht für Blutschwämmchen im Gesicht; hier muß eventuell eine Operation in Erwägung gezogen werden.

Die Entfernung des Blutschwämmchens durch Operation, Verödung mittels Röntgen- oder Radiumtherapie oder Vereisung durch Kohlensäureschnee hinterläßt eine lebenslang mitwachsende Narbe.

Die Frage, ob eine Nabellücke, ein Nabelbruch, durch Verkleben oder andere Methoden zur Schließung gebracht werden soll, kann nur der Arzt nach einer Untersuchung beantworten.

Häufige Erkrankungen von Neugeborenen:

- *Nabelblutungen*
- *Blutgefäßerweiterungen*
- *Geschwollene Brust*
- *Kopfgeschwulst*
- *Nabellücke, Nabelbruch*

■ **Den Arzt fragen**

Die natürliche Entwicklung

> **TIP**
> ▼
> Brustkindern geben Sie vor dem Anlegen das Medikament auf einem Löffel mit vorsichtig abgedrückter Muttermilch, Flaschenkindern wird es mit etwas Milch per Flasche gegeben.

Das Anschwellen der kleinen Kinderbrust, bedingt durch Hormone in der Muttermilch, ist ebenfalls harmlos, die Schwellungen bilden sich nach einigen Tagen von allein zurück.

Bei der Kopfgeschwulst, einem Bluterguß unter der Schädelknochenhaut, entstanden während der Geburt, machen Sie am besten Kompressen mit *Arnika-Essenz* (Seite 43) und geben *Arnika D6-RH* (Weleda), pro Mahlzeit 5 Tropfen. Sollte, was sehr selten vorkommt, der Erguß nicht nach 14 Tagen verschwunden sein, ist eine Vorstellung beim Arzt ratsam.

Die Seele erwacht

Ist Ihr Säugling einige Wochen alt, dann beobachten Sie – neben der körperlichen Entwicklung und Reifung – die ersten seelischen Regungen. Sein Lächeln zeigt Ihnen, daß er Sie erkennt, und Sie hören an seinem Weinen, ob er hungrig ist oder ob ihn nur die Nässe der Windeln stört. Sie spüren das Unverwechselbare Ihres Kindes: So schreit, lacht, erzählt oder weint nur das Ihre – die individuelle, eigenständige Persönlichkeit dieses kleinen Menschen beginnt sich zu entwickeln. In der Folgezeit sind die seelische und die geistige Entwicklung Ihres Kindes genauso wichtig wie sein körperliches Gedeihen. Dies müssen Sie bitte tief in sich aufnehmen, denn damit sind unsere Bemühungen

Jedes Kind ist eine unverwechselbare Persönlichkeit

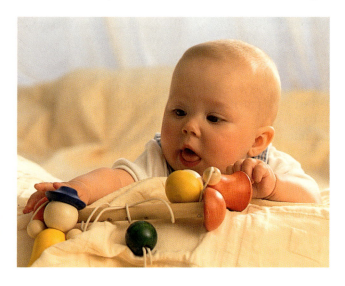

Das erste Greifen nach einem Spielzeug ist ein großer Moment in der Entwicklung eines Kindes.

um ein ganzheitliches natur-
gemäßes Heilen von Kinderkrankheiten eng verknüpft.
Um den Zusammenklang in
der Entwicklung von Seele,
Geist und Körper möglichst
harmonisch zu gestalten,
müssen wir um Ruhe und
Stetigkeit in Zuwendung und
Erziehung bemüht sein.
Außerdem um eine eigene
innere Gelassenheit, um so
unser Kind zu bewahren vor
allen Einwirkungen, die von außen kommen und
denen es noch nahezu schutzlos ausgesetzt ist.

Folgen Sie Ihrem Instinkt
Unser Ziel sollte es sein, alle im Kind woh-
nenden Eigenschaften und Fähigkeiten in
Ruhe reifen zu lassen. Oft ist es besser, mehr
dem eigenen Instinkt, der inneren Stimme
zu vertrauen als gutgemeinten Ratschlägen
oder gar Statistiken. Jeder heranwachsende
Mensch ist eine eigene Persönlichkeit mit
eigenen Gesetzen, die selten statistisch
ermittelten Normen entsprechen.

Die ersten Zähne
Eine Phase der Unruhe mit plötzlichem nächtlichem
Aufschreien, Infektanfälligkeit, Temperaturerhöhungen
und vermehrter Verdauung kann durch das Zahnen
entstehen. Wann der erste Zahn kommt, ist individuell
verschieden – mal schon im ersten Monat, mal erst im
vierzehnten, wie überhaupt die Regel des Zahnens,
auch in der Reihenfolge des Durchbrechens der Zähne,
die Unregelmäßigkeit ist.
Hilfe: Lassen Sie sich von der Apotheke eine Mischung
bereiten aus *Chamomilla e radice D20, Aconit D10,
Magnesium phosphoricum D6* – zu gleichen Teilen,
morgens und abends je 5 Tropfen, zu Beginn des
zweiten Lebensjahres je 7 Tropfen.

*Schreien, Durchfall,
Unruhe*

Daumenlutschen und Schnuller
Oft ist bei Kindern, schon beim Säugling, das Bedürfnis zu lutschen sehr ausgeprägt, so daß der Schnuller
zu einem wichtigen Beruhigungsmittel werden kann.
Nicht nur aus optischen und hygienischen Gründen ist
jedoch dem Finger der Vorzug zu geben, sondern auch
weil die eigenen Fingerchen immer ohne Schwierigkeiten selbständig zu finden sind. Und Ihnen bleibt
dadurch manch nächtliches Aufstehen zur Suche des
verlorenen Schnullers erspart.
Ich vertrete – im Gegensatz zu einigen Kollegen – die
Auffassung, daß das vermehrte Lutschen ein Urbedürf-

16   Die natürliche Entwicklung

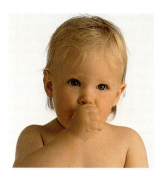

Der Daumen kann Beruhigungsmittel und Seelentröster sein und ist immer zur Stelle.

nis des Kindes ist und daß es auch in späteren Jahren noch als erstklassiges, jederzeit greifbares Beruhigungsmittel dient. Daumen oder Fingerchen sind wie ein Freund, der nie etwas verlangt und immer zur Verfügung steht; so etwas haben wir in unserem ganzen Leben nie wieder. Meiner Erfahrung nach ist die positive Wirkung des Seelentrösters weit größer als eventuelle negative Folgen in Form des nach außen gedrückten Oberkiefers, der etwa vom achten Lebensjahr an durch den Kieferorthopäden in Ordnung gebracht werden kann.

Muß ein Tragetuch oder ein Tragesack sein?
Das *längere* Tragen des jungen Säuglings in einem Babytragesack oder einem möglicherweise *nachlässig gebundenen* Tragetuch wirkt sich meiner Erfahrung nach auf lange Sicht eher negativ als positiv auf den kleinen Körper aus.
Die Lage des Kindes im ersten Lebensjahr ist die Horizontale, seine Rückenmuskulatur ist noch viel zu schwach, um sich richtig zu halten.
Säuglinge, auf ungeschickte Weise an die Mutter gepreßt, sind, obwohl in der Wärme der Mutter, körperlich eher angestrengt; die noch weichen Wirbelkörper können in Fehlstellungen aufeinandergepreßt werden.
Ein Kind im Kinderwagen dagegen kann entspannt auf dem Rücken liegen, entweder es schläft, oder es hat mit der Mutter Blickkontakt – meist lächelnd und zufrieden.

Das Kleinkind

Machen wir einen Sprung ins Kleinkindesalter. Jetzt sitzt Ihr Kind zum Essen schon am Tisch, es kann sich mehr oder weniger selbst beschäftigen.
Spätestens jetzt sollten wir uns darauf besinnen, daß das meiste an Erziehung, das wir unserem Kind angedeihen lassen wollen, von der Art unseres Seins ausgeht. So wie wir dem Kind erscheinen in unserem Handeln und Reden, so wird es uns nachmachen – »Vorbild« ist das magische Wort.

Das Kleinkind

Vorbild als erste Orientierung

In dem Maße, wie wir Freude und Trauer, Lust und Schmerz äußern, wird das Kind mitempfinden; sind wir in der Lage, unsere Gefühle selbstverständlich zu zeigen, dann wächst das Kind zu einem mitfühlenden Wesen heran. Nicht nur wie wir uns beispielsweise beim Essen verhalten oder wie wir miteinander oder mit anderen Menschen umgehen, wird tiefgreifende Wirkungen haben in der Kinderseele, sondern auch das, worüber wir uns vor den Kindern unterhalten.

Wird leichtfertig über andere Menschen geurteilt oder sprechen wir über Geld, von dem der Nachbar vielleicht mehr besitzt als wir, dann erleben die Kinder an ihren Eltern Intoleranz oder Neid. Es ist dann nicht verwunderlich, wenn sich ähnliche Verhaltensmuster bald bei ihnen abzeichnen.

Über das Spielen

Bei den Gedanken über das kindliche Spiel sollte man sich davon leiten lassen, daß ein Kind nicht unterhalten sein möchte, vielmehr das unbewußte Urbedürfnis hat, die ihm innewohnenden vielseitigen Kräfte zu entwickeln. Als Säugling hat es die ersten Tast- und Formerlebnisse zum Beispiel durch einen hölzernen Ring oder eine weiche Puppe, die auch ein Riechfetisch werden kann und darf. Kinderlieder und Ammenverse sind das Medium, durch das ein Kind Freude an Rhythmus und Musik erfährt. Später sind es Klötze in verschiedenen Formen und Größen aus Holz, an denen es schier uner-

Das abendliche Zwiegespräch

Um den Tag abzuschließen und um Ihrem Kind zu helfen, besser in den Schlaf hineinzufinden, sollten Sie sich ihm intensiv zuwenden. Eine selbst ausgedachte Geschichte, ein Märchen, ein Lied, auch ein Gebet, vor allem aber das Besprechen der wichtigsten Ereignisse und Erlebnisse eines Tages nehmen die Angst vor der Dunkelheit und dem Alleinsein.

Bereinigen Sie Unstimmigkeiten, seien Sie bereit zu verzeihen – so kann Ihr Kind unbeschwert in den Schlaf finden.

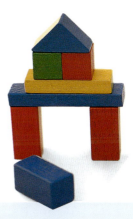

Die Phantasie fördern

Die akustischen und optischen Reize durch Radio, Kassettenrecorder, Fernseher oder elektronisches Spielzeug stören, verhindern und verschütten jede eigene Kreativität. Zudem ist diese Reizüberflutung Ursache für spätere Schulschwierigkeiten, die ja vor allem durch Gedächtnisstörungen und Konzentrationsmangel ausgelöst werden.

schöpfliche Variationen im Spielen und Bauen ausprobiert. Alles Vorgefertigte, Perfekte tötet die Phantasie und wird von einem gesunden Kind nach kurzer Zeit in die Ecke verbannt.

Die Zeit der Infekte

Das Kleinkindesalter zwischen der Säuglingszeit und dem Zahnwechsel ist die Zeit der häufigsten Erkältungs- und Infektionskrankheiten. Diese Anfälligkeit ist nicht verwunderlich, wenn man sich vergegenwärtigt, welch ungeheure Leistung das Kind in dieser Zeitspanne zu vollbringen hat: Während es in seiner körperlichen Entwicklung die größten Fortschritte macht, lernt es gleichzeitig das aufrechte Gehen, die Sprache beginnt sich zu gestalten, die ersten Schritte im Denken, Fühlen und Wollen müssen vollzogen werden. Es sind also nicht immer körperliche Störungen, die zu Erkältungen führen; der Körper ist oftmals nur der »Ort«, an dem eine im seelischen oder geistigen Bereich liegende Störung zutage tritt.

Körper und Geist entwickeln sich schnell

Das Schulkind

Der Zeitraum zwischen Zahnwechsel, also dem Schuleintritt, und dem Beginn der Pubertät ist gekennzeichnet durch große körperliche Stabilität. Immer seltener kommt es zu Erkältungs- und Infektionskrankheiten. In diesem neuen Lebensabschnitt aber fällt uns an den Kindern eine seelische Labilität auf.

Körperlich stabil – seelisch labil

Zu Beginn der Schulzeit ist die Gefühlswelt unseres Kindes noch mit dem Schleier der Phantasie bedeckt, und das Denken in abstrakten Modellen ist ihm noch völlig fremd. Wird es früh mit zum Beispiel der Mengenlehre und der Ganzwortmethode konfrontiert oder gar mit dem vorschulischen Lernen, dann kann es leicht aus seinem ohnehin immer um Balance ringenden Gleichgewicht kommen. Schwierigkeiten können auftreten im Umgang mit den Schulkameraden oder im Nicht-verstanden-Fühlen durch den Lehrer. Die Konfrontation mit all dem, was von außen mächtig auf das Kind einströmt und jetzt zur Auseinandersetzung auffordert, schafft Probleme unbekannter Art.

Neues strömt mächtig auf das Kind ein

Das Schulkind

Wie sich seelische Not äußert
Ein Kind will das Denken und Handeln der Menschen verstehen lernen, um damit sich selbst, seine Grenzen und Möglichkeiten kennenzulernen. Sein Umgang mit der Umwelt wird bewußter, es erfährt zum erstenmal in seinem Leben, daß es Einsamkeit, Verlassensein und Nicht-verstanden-Werden gibt. Und wenn Unverständnis von seiten der Eltern, zum Beispiel ehrgeiziges Leistungsdenken, hinzukommt, gerät ein Kind in große seelische Nöte, die sich zunächst darin äußern, daß es stiller wird, weniger erzählt, mehr weint, sich

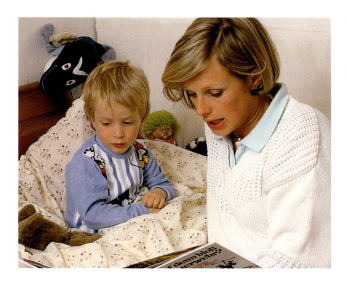

Kinder genießen es – und sie brauchen es auch –, wenn die Eltern ihnen Geschichten vorlesen.

weniger bewegt und kaum Appetit hat. Es gerät immer tiefer in seelische Bedrängnis und entwickelt Aggressionen anderen Menschen oder sich selbst gegenüber. Die seelischen Kränkungen treten als Krankheiten des Körpers in Erscheinung; es kann zu psychosomatischen Störungen kommen wie Kopf- und Magenschmerzen, Durchfall, Erbrechen – um nur einige zu nennen.

Psychosomatische Störungen

Wie Sie Ihrem Kind helfen können
Spätestens jetzt müssen Sie nach den Ursachen forschen. Nehmen Sie sich viel Zeit für Ihr Kind, nähern Sie sich ihm behutsam, versuchen Sie, mit ihm zu sprechen. Suchen Sie auch das Gespräch mit

Künstlerische Betätigung kann befreien

Lehrern oder den Eltern von Freunden. Überlegen Sie sich, wie Sie in der richtigen Weise Gegenkräfte in Ihrem Kind wecken, aufbauen und festigen können, damit es leichter mit den Gegebenheiten seiner Umwelt fertig werden kann. Ermöglichen Sie Ihrem Kind, seine Kreativität und seine Phantasie einzusetzen: Musizieren, das gemeinsame Singen, Zeichnen und Malen, tänzerische Gymnastik – all das wirkt über den Körper heilend auf die Seele.

Nehmen Sie Kritik ernst

Manches »Herzeleid« bei einem Kind – das wissen wir alle – kann ausgelöst sein durch ein Fehlverhalten der Eltern. Werden Sie von Freunden oder Ihrem Arzt darauf aufmerksam gemacht oder erkennen Sie es gar selbst, dann ist schon das meiste gewonnen. Fühlen Sie sich in Ihre eigene Verletzlichkeit hinein; das ist der Weg, die Verletzlichkeit Ihres Kindes aufzuspüren. Wenn Ihr Kind fühlt, daß Sie sich wirklich um ein partnerschaftliches Verhältnis zu ihm bemühen, können Sie auf seine Toleranz vertrauen.

Stellt sich – trotz Ihrer Bemühungen – keine Besserung ein, so wird es unumgänglich sein, daß Sie die Hilfe eines Erziehungsberaters, eines Psychagogen oder eines Psychotherapeuten suchen.

Wie sich Verhaltensstörungen häufig zeigen:

- *Große Reizbarkeit*
- *Aggressionen*
- *Lernverweigerung*
- *»Davonlaufen«*
- *Nicht-reden-Können*
- *Unsicherheit, Schüchternheit*
- *Angst*

Die Zeit bis zum Beginn der Pubertät

In der Zeit bis zum Beginn, mehr allerdings noch während und nach der Pubertät entwickeln sich häufig Differenzen, die nicht selten auf mangelndem Verständnis für das Kind beruhen und zu pädagogischen Fehlern führen.

Beispielsweise durch Ihren Wunsch, Ihr Kind möge sich nach Ihren Vorstellungen entwickeln, können Sie ihm zu oft und zu heftig Ihren Willen aufzwingen, ohne seine Bedürfnisse zu berücksichtigen. Das kann bei Ihrem Kind zu Regressionen (Entwicklungsrückschritten) und Verhaltensstörungen führen, die für die ganze Familie zum Problem werden. Zu diesen Verhaltensstörungen gehören große Reizbarkeit, Aggresssionen, Lernverweigerung, das »Davonlaufen«, das Nicht-reden-Können – auch Unsicherheit, Schüchternheit und Angst.

Das Schulkind

Wenn Sie dies erkennen und den Mut zur Korrektur Ihres Verhaltens haben, können Sie auf die Wandlungsfähigkeit und den Wandlungswillen Ihres Kindes vertrauen.
Und bei all den Kleinigkeiten des täglichen Lebens – was sie anziehen, wie sie sich frisieren, was sie lesen, welche Musik sie hören wollen – bedenken Sie, daß Ihren Kindern das Urteil der Altersgenossen ebenso wichtig ist wie das Ihre – manchmal auch wichtiger sein kann als Ihr Urteil.

Das Selbstwertgefühl stärken
Bitte stellen Sie keine Vergleiche an mit anderen Kindern oder mit Ihrer eigenen Jugend – die Zeiten und mit ihnen das Menschenbild ändern sich schnell. Haben Sie Vertrauen zu Ihrem Kind, lassen Sie dies das Kind spüren. Dann bekommt es Vertrauen zu Ihnen und damit auch zu sich selbst; das Gefühl, »etwas wert« zu sein, wächst. Dieses durch das Erleben und die Einwirkung der Umwelt langsam sich bildende Selbstwertgefühl ist der innerste Kontakt des Kindes zu seinem Selbst, der im Laufe der Zeit bewirkt, daß der junge Mensch unabhängig werden kann von der Beurteilung durch andere – im Gegensatz zum egoistisch geprägten Selbstgefühl, das laufend nach Bestätigung durch andere verlangt. Diese Gedanken gehören auch zum naturgemäßen Heilen, denn durch richtiges Verhalten dem Kind gegenüber kann manches Medikament gegen Nervosität, Schlafstörungen, Angst oder ähnliches überflüssig werden.

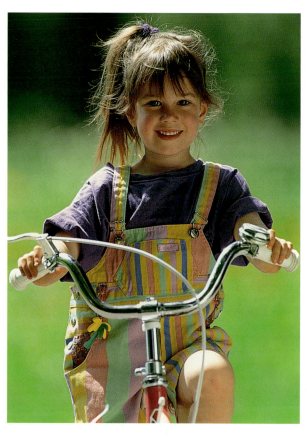

Alleine mit dem Rad fahren zu können, macht stolz und läßt die Entdeckerfreude wachsen.

Natürliche Heilmittel

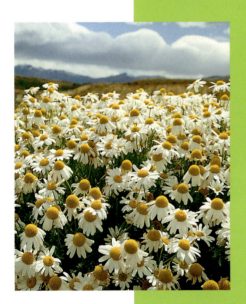

Körper, Seele und Geist sieht die ganzheitliche Medizin als Einheit an. Eine naturgemäße Behandlung zielt auf die Krankheitsursache – nicht auf die Symptome – und aktiviert die Selbstheilungskräfte des Körpers.
In diesem Kapitel nenne ich Ihnen Rezepte für Heilpflanzen-Tees und beschreibe die richtigen Handgriffe bei Wasseranwendungen, Umschlägen, Wickeln und anderen naturgemäßen Methoden.

Die Heilkraft des Fiebers

»Gib mir die Macht, Fieber zu erzeugen, und ich heile jede Krankheit!« – das sagte Parmenides, ein bedeutender Arzt des Altertums. Was ist mit diesem Satz gemeint? Ist denn Fieber allein keine Krankheit?

Eine Krankengeschichte
Eine besorgte Mutter kommt mit ihrem fünfjährigen Sohn, der seit dem Vorabend hoch fiebert, zum erstenmal in meine Praxis. Sie will, daß dem Kind »nicht mehr so viel Penicillin« verschrieben wird und bittet mich um die Übernahme der Behandlung.

Sie berichtet, daß der Junge schon seit mehreren Tagen ungewöhnlich unleidlich gewesen ist und viel geschlafen hat. Am vergangenen Nachmittag klagte er über Bauchweh, hatte jedoch weder Durchfall noch Erbrechen. Am Abend plötzliches Auftreten von hohem Fieber. Er legte sich ohne Aufforderung ins Bett; als die Mutter die Temperatur messen wollte, bat er, in Ruhe gelassen zu werden. Am späten Abend schwitzte er stark; als sie ihn abtrocknen wollte, wehrte er auch dies ab. In der Nacht war er sehr unruhig, er muß wohl viel geträumt haben, doch richtig wach geworden ist er nie.

Fieber allein ist keine Krankheit

Die Untersuchung ergab außer einem etwas geröteten Rachen keinen Anhalt für eine Krankheit, mit 39,5 °C war das Fieber sehr hoch. So hoch und so plötzlich wie am Vorabend hatte der Junge noch nie gefiebert.

Die naturgemäße Behandlung
So plötzlich aber, wie es der Mutter schien, trat die Erkrankung nicht auf – das Kind hatte sich schon einige Zeit vorher sichtlich nicht wohl gefühlt, nur der Fieberschub kam unerwartet. Wodurch das Fieber verursacht wurde, ob es die Ausbreitung von Bakterien oder von Viren war, hat auf die Behandlung keinen Einfluß; die Summe der Symptome und die Tatsache, daß keine klinischen Krankheitszeichen zu finden waren, erforderte die Behandlung mit dem homöopathischen Medikament *Belladonna*.

Die Vorboten des Fiebers

Das Fieber hielt noch den ganzen Tag über an, in der Nacht nochmals starkes Schwitzen; am nächsten Tag war das Fieber auf 37,5 °C gesunken. Eine Woche später verordnete ich eine hohe Potenz von *Schwefel*, um die Auswirkungen der vielen Fieberzäpfchen und Antibiotika, die der Junge in der letzten Zeit bekommen hatte, auszugleichen.

Erst ein dreiviertel Jahr später kam das Kind mit einem leichten Husten wieder; die Mutter erzählte, daß – im Gegensatz zu früher – im Winter keine Infekte aufgetreten, die unerklärliche Gereiztheit nach der Krankheit wie verflogen gewesen seien und der Junge in seiner Gesamtentwicklung einen Sprung nach vorne gemacht habe.

Chance zur Selbstheilung geben

Anhand dieser Krankengeschichte wird deutlich, wie groß die Heilkraft des Fiebers ist, und daß sich die Störung des inneren Gleichgewichts durch die seelische Verstimmung längere Zeit vor dem Fieberausbruch ankündigte. Daß dieses Kind in der Folgezeit gesünder war als zuvor, beweist, wie wichtig es gerade für die kindliche Entwicklung ist, den Organismus aus eigener Kraft von der Labilität zur Stabilität zurückfinden zu lassen.

> **Die Wirkung des Fiebers**
> Fieber bringt das gestörte innere Gleichgewicht im Menschen wieder ins Lot, indem es harmonisiert, entgiftet und die Abwehrkräfte steigert. Es fördert die Persönlichkeitsentwicklung – äußerlich erkennbar am positiv veränderten Gesichtsausdruck und Verhalten eines vom Fieberinfekt genesenen Kindes.

Fieber besiegt Bakterien und Viren

Die Heilwirkung des Fiebers richtet sich auch gegen Bakterien und Viren. Temperaturen von 38,5 °C und darüber schränken ihre Lebensbedingungen erheblich ein, auch werden die von ihnen abgesonderten Giftstoffe durch das Fieber rascher zur Ausscheidung gebracht. Darüber hinaus hat das Fieber eine wichtige Funktion bei der Bildung von körpereigenen Abwehrstoffen.

Bitte prägen Sie sich ein: Im Fieber allein besteht nie eine Lebensbedrohung! Die Gefahr liegt nur in der ganzheitlichen Disharmonie – ihrer Weiterentwicklung wird durch das Fieber Einhalt geboten. Wir sollten deshalb das Fieber in der Regel durch sinnvolle Maßnahmen unterstützen. Nur dann, wenn durch hohes Fieber Unruhe und Verwirrtheit ausgelöst werden,

Nur bei hohem Fieber mit Unruhe, Verwirrtheit und Krämpfen sind Gegenmaßnahmen nötig

Die Heilkraft des Fiebers 25

müssen wir Gegenmaßnahmen ergreifen, so zum Beispiel mit Hilfe von *Wadenwickeln* (Seite 52) oder – noch besser – von *Einläufen* beziehungsweise Klistieren mit zimmerwarmem Kamillentee (Seite 57). Bei Neigung zu Fieberkrämpfen allerdings besteht eine besondere Situation, die allein der Arzt beurteilen kann. In den meisten Fällen kann die Anfälligkeit für Fieberkrämpfe durch naturgemäße Behandlung ausgeschaltet werden.

■ **Zum Arzt**

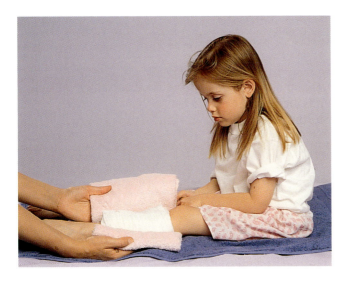

Auch wenn Ihr Kind skeptisch ist – kalte Wadenwickel werden ihm bei hohem Fieber guttun.

Bettruhe ist wichtig

Das Kind, dessen Fieber durch ein Fieberzäpfchen gesenkt wird, fühlt sich nicht mehr krank, obwohl die Krankheit, zum Beispiel die Grippe, noch in ihm wirkt; es ist infolgedessen kaum im Bett zu halten. Bettruhe jedoch ist bei der Behandlung aller grippalen Erkrankungen sehr wichtig. Wird sie nicht eingehalten, so kann sich die Rekonvaleszenz erheblich verzögern und es kommt eher zu Komplikationen. Husten oder Schnupfen, die sich nach einer Grippe lang hinziehen, gehen in der Regel auf das Konto inkonsequenter Bettruhe während des akuten Infektstadiums. Ist die Erkrankung von einer allgemeinen Unruhe begleitet, kann es schwierig sein, ein Kind zu ausreichender Ruhe zu zwingen; hier hilft ein heißes Vollbad mit *Baldrianzusatz* oder ein *Melissen-Tee* (Rezept Seite 42).

Eine abrupte Fiebersenkung kaschiert die Krankheit

Bei der Einhaltung der Bettruhe in akuter und chronischer Situation können sowohl die ausgewählten Medikamente in ihrer Wirkung als auch die natürlichen, jedem Organismus innewohnenden Selbstheilungskräfte voll zur Entfaltung kommen.

Wir vergessen nur allzu oft, daß es die Natur selbst ist, die meist unmerklich heilt. Wir als Eltern und Therapeuten können dies durch sinnvolle Maßnahmen unterstützen.

Die richtige Ernährung

Muttermilch und Flaschennahrung

Am besten ist Muttermilch

Daß die Ernährung an der Mutterbrust die dem Säugling gemäße ist, hat wohl in das Bewußtsein der meisten Mütter wieder Eingang gefunden. Nicht nur das Wissen um die optimale Qualität der Muttermilch dürfte hierfür entscheidend sein, sondern auch der – wie mir scheint neu erwachte – Instinkt, daß beim Stillen nicht nur kalorische Nahrung überfließt, sondern der mütterliche Liebesstrom hautnah vom Kind empfunden wird. Das kleine Gesicht, in dem sich das Erwachen der Sinne widerspiegelt, ist beim Stillen dem mütterlichen Herzen zugewandt, und die Mutter nimmt den ihr aus der Schwangerschaft vertrauten Herzschlag wieder intensiv wahr. Welch ein Fundament für die enge Beziehung zur Mutter wird so im kindlichen Wesen gelegt.

Wenn die Muttermilch nicht ausreicht

So fördern Sie die Milchbildung:

• *Milchbildungstee*
• *Viel trinken*
• *Entspannen*

Bevor Sie mit »künstlicher Ernährung« zufüttern, versuchen Sie die Milchbildung zu fördern:
• *Milchbildungstee* (Firma Weleda) – dreimal täglich 1 Tasse (nicht mehr, da sonst dünner Stuhl beim Säugling auftreten kann). Dieser Tee steigert nicht nur die Muttermilchmenge, sondern beruhigt auch die Verdauungstätigkeit bei Mutter und Kind.
• Mehr trinken; es sollte 1 Liter über den Durst getrunken werden – Milch, Sauermilchprodukte in Form von Buttermilch, Quark, Biojoghurt, Kefir, Fruchtsäfte oder Säfte aus Elixieren von Schlehe, Sanddorn oder Birke und Milchbildungstee.

Die richtige Ernährung

- Bildet sich trotzdem nicht genügend Milch, dann sollten Sie sich unmittelbar vor dem Stillen 10 bis 15 Minuten hinlegen und sich durch ruhiges Atmen und »gedankliches Leermachen« entspannen. Diese Entspannung läßt die Milch vermehrt einschießen und ungehinderter fließen.

Wenn der Säugling die Brust ablehnt

Entweder ist das Kind zum Trinken noch zu schwach (Trinkschwäche) – in diesem Fall verabreichen Sie vor dem Anlegen 3 Tropfen einer Mischung aus *Gentiana D1, Choleodoron* und *Digestodoron* (Weleda) zu gleichen Teilen (diese Mischung wird Ihnen in der Apotheke zubereitet); oder die Nase des Kindes ist durch Schnupfen verstopft, dann behandeln Sie bitte wie auf Seite 65 beschrieben.

Bei Trinkschwäche und Schnupfen

Flaschennahrung

Früher wurde, wenn Stillen nicht möglich war, eine Flaschennahrung aus Milch und Getreideschleim empfohlen. Die ernährungswissenschaftlichen Erkenntnisse sind mittlerweile so differenziert, daß es sich heute bei Stillunfähigkeit empfiehlt, Spezialliteratur zu Rate zu ziehen, beispielsweise das Buch von Petra Kühne »Säuglingsernährung« (Seite 120). Als ein nahezu vollwertiger Muttermilch-Ersatz hat sich die Stutenmilch erwiesen. Ihre Verwendung scheitert jedoch in den meisten Fällen an den hohen Kosten, so daß sie in der Regel nur bei schweren Ernährungsstörungen gegeben werden kann (Bezugsadresse Seite 122).

Auch bei Getreide- und Milchprodukten sind Erzeugnisse aus kontrolliert ökologischem Anbau vorzuziehen.

Gemüse und Obst als Beikost

Zufüttern ist bei Brustkindern in der Regel erst vom vierten bis fünften Lebensmonat an notwendig, bei künstlich ernährten Kindern etwas früher, von der zehnten bis 15. Woche an. Man beginnt vor der zweiten Mahlzeit mit drei bis vier Teelöffeln Gemüse (Karotten, Spinat oder anderes Blattgemüse) und steigert schrittweise täglich um ein bis zwei Teelöffel – die Milchmenge wird entsprechend reduziert. Später können dem Gemüse abwechselnd Getreide, Kartoffeln oder Teigwaren zugegeben werden. So verfahren Sie

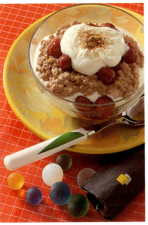

etwa zwei Wochen später mit Obst: Einheimisches Obst wie Äpfel und Birnen ist den importierten Südfrüchten vorzuziehen. Demeter-Zwieback und Sauermilch in Form von Quark, Bioghurt oder Kefir können Sie dem Obst abwechselnd zusetzen. (Über Verwendung und Wirkung von Getreidearten unterrichtet Sie das Buch von Petra Kühne, Seite 120.)

Die Ernährung von Klein- und Schulkindern

Naturbelassene Nahrung stabilisiert unser Abwehrsystem

Ernährung ist von der Aufnahme bis zur vollständigen Verwertung durch den Organismus ein dynamischer Vorgang, bei dem um so bessere Kräfte frei werden, je wertvoller die Nahrung ist. Gerade der kindliche Körper bedarf für seine Entwicklung wertvoller Nährstoffe. Sie sollten also darauf achten, daß die Lebensmittel naturbelassen und nicht durch Eingriffe wie chemische Düngung, Konservierung, Denaturierung, chemische Zusätze in ihrem Wert reduziert sind. Die Ernährung beeinflußt alle Funktionen und alle Organe unseres Organismus – wenn möglich sollten Sie Getreideprodukte und Milch, Obst, Gemüse und Kartoffeln aus kontrolliertem Anbau kaufen.

Auf die Dauer stärkt die richtige Ernährung unsere körpereigenen Abwehrkräfte und stabilisiert damit unser Abwehrsystem, das uns nicht nur vor vielen Krankheiten schützt, sondern uns auch hilft, eine Krankheit schneller zu bewältigen. (Weiterführende Literatur finden Sie auf Seite 120.)

Vollwert-Ernährung

Die Versorgung mit lebensnotwendigen Nährstoffen

Unser Körper ist angewiesen auf die Zufuhr von bestimmten Nährstoffen, zu denen alle Vitamine, Mineralstoffe, Spurenelemente, bestimmte Eiweißbausteine und Fettsäuren gehören. Je mehr Nahrungsmittel mit naturbelassenen Eigenschaften wir zu uns nehmen, desto sicherer können wir sein, daß wir unseren Organismus ausreichend mit den lebensnotwendigen Nährstoffen versorgen.

Bevorzugen Sie ganze Getreidekörner und Brot aus Vollkornschrot, sie enthalten besonders viel essentielle Nährstoffe. Verzichten Sie auf Feinmehl oder Weißbrot, bei dem durch die Verarbeitung bis zu 80 % an wichtigen Vitaminen und Mineralien verloren gehen.

Wenn Sie die folgenden Empfehlungen in die Praxis umsetzen, sind bereits die wichtigsten Voraussetzungen dafür erfüllt, daß Sie Ihr Kind vollwertig ernähren.
• Vollkornbrot, Vollkornflocken, Vollkornschrot, Knäckebrot, Vollkorngebäck, Sojaprodukte und Vollreis sind gesünder als Weißbrot, Kuchen, Torten, Feinmehlgebäck, Nahrungsmittel aus Stärkemehlen und geschältem Reis.
Ein Frischkornmüsli zum Frühstück kann, mit jeweils anderen Obstsorten zubereitet und mit Honig gesüßt, eine Köstlichkeit sein, nach der Ihre Kinder täglich verlangen.
• Frisches einheimisches Obst und frisches Gemüse, frisch gepreßte Obst- und Gemüsesäfte sind für den kleinen Hunger zwischendurch weit besser geeignet als Wurstsemmel, Schokolade, Gummibärchen, Kekse, Limonaden und Cola-Getränke. – Lassen Sie Rohkost, nachdem sie zubereitet ist, nicht lange stehen; sie verliert an wertvollen Inhaltsstoffen.
• Sie müssen Ihre Ernährung nicht auf spezielle Fette umstellen, wenn Sie darauf achten, daß Sie an Aufstrich- und Kochfett sowie dem in Lebensmitteln versteckten Fett – beispielsweise in Wurst, Speck, fettem Fleisch und Cremetorten – nicht zuviel zu sich nehmen! Verwenden Sie vor allem gute Pflanzenöle, Pflanzenfette und Butter. Wenn Fleisch, dann vor allem Wild-, Lamm- und Rindfleisch aus natürlichen Beständen; insbesondere Kalb- und Schweinefleisch können gesundheitsschädliche Zusätze enthalten (Wachstumshormone, außerdem Antibiotika).
• Buttermilch, Sauermilch, Milch, Quark, Kefir, fettarme Käsesorten, Soja, Vollgetreide, Kartoffeln und Gemüse – diese Lebensmittel sind wichtig als Eiweißträger, die in der täglichen Ernährung nicht fehlen sollten.
• Auch ein Kind kann sehr wohl die gut gewürzte Kost von einer faden unterscheiden. Frische Kräuter wie Petersilie, Dill, Kerbel, Basilikum, Estragon, Schnittlauch, Bohnenkraut – Gewürze wie schwarzer und weißer Pfeffer, Rosenpaprika, Curry, Kümmel, Muskat, Nelken, Lorbeerblätter, Senfkörner, Vanille, Zimt – natürliche Würzmittel wie Zitronensaft, kleingeschnittene Zwiebel, geriebener Meerrettich, Knoblauch,

Die 5 Empfehlungen für eine gesunde Ernährung:

• *Vollkornprodukte*
• *Frisches Obst, frisches Gemüse*
• *Wenig Fett, wenig Fleisch*
• *Viel Milchprodukte*
• *Mit Liebe würzen*

Milchprodukte sind wertvoll für die tägliche Ernährung, weil sie viel Eiweiß enthalten.

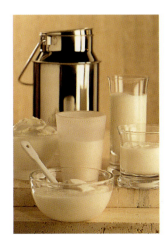

Heilpflanzen-Tees statt gezuckerter Limonaden; Honig erst nach dem 9. Lebensmonat!

Apfel- und Weinessig, Hefeextrakt, süßer und scharfer Senf – das sind nur einige Beispiele für all die vielen Möglichkeiten, die Sie beim Würzen haben.

Das Trinken und der Durst

Noch ein Wort scheint mir angebracht zum Trinken. Ein Kind soll trinken, wenn es Durst hat, die Veranlagungen sind individuell verschieden. »Trinkexzesse« werden mit Sicherheit vermieden, wenn der Tisch nicht überladen ist von Cola-Getränken, Limonaden, Malzbier oder anderen geschmacklich verbesserten Getränken. In diesen Fällen wird Trinken zum Schlecken und sollte schleunigst abgestellt werden. Am besten kochen Sie morgens einen Heilpflanzen-Tee (Seite 33), den Sie mit wenig Honig süßen und mit etwas Zitronensaft ansäuern können. Dieser Tee steht Kindern vom 9. Lebensmonat an in beliebiger Menge den ganzen Tag zur Verfügung.

Der Hang zu Süßigkeiten

Kinder haben ein unterschiedlich starkes Verlangen nach Süßem. Dies Verlangen richtig zu befriedigen, hat seine Schwierigkeiten. Mit dem Ausweichen auf süße Früchte, frisch oder getrocknet, ist es nicht getan. Erwiesen ist jedoch, daß Kinder, die mit qualitativ guter Vollkorngetreidekost – inklusive selbstgebackenem Brot – ernährt werden, weniger süßsüchtig sind als jene, die nur Weißbrot, viel Wurst und am liebsten Pommes frites mit Ketchup essen. Von einem strikten Süßigkeitsverbot, gar als »Strafmaßnahme«, halte ich nichts – ich habe Kinder erlebt, die derartig gepeinigt waren durch den Entzug von Süßem, daß sie sich illegal im Supermarkt selbst bedienten. Seien Sie also hier nicht zu streng, berücksichtigen Sie den gelegentlich vorhandenen kindlichen »Heißhunger« auf Süßes, achten Sie jedoch darauf, daß die Näscherei von Süßigkeiten nicht zur Regel wird.

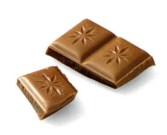

Kein striktes Verbot von Süßem!

Wichtig: die Freude am Essen

Je mehr sich Augen, Nase und Zunge am Essen freuen können, desto besser bereiten sich Magen und Darm auf die Verarbeitung, also das Aufschließen und Zerlegen der Nahrung, vor.

Das Kochen ist eine Kunst, lassen Sie die Kinder daran teilhaben – nicht von ungefähr sind Künstler oft hervorragende Köche.
Der menschliche Nahrungsinstinkt ist heute durch die Denaturierung der Lebensmittel und viel wissenschaftliches Gerede »verschüttet«. Kinder haben ihn von uns allen noch am ehesten; Sie können sich daran orientieren. Nicht Kalorienzahlen und Vitaminmilligramme allein sollten die Auswahl unserer Lebensmittel bestimmen – wir können auch unserem Geschmackssinn und unserem Geruchssinn vertrauen.

Den Sinnen der Kinder vertrauen

Ernährung des kranken Kindes
Bei Krankheit, meist sind es ja fieberhafte katarrhalische Infekte, richten wir uns nach dem Verlangen des Kindes, das im allgemeinen jede feste Nahrung verweigert. Sein Instinkt verordnet ihm – völlig zu Recht – in diesem Fall einen Fastentag, es lebt allein aus körpereigener Substanz. Dies müssen Sie akzeptieren, es gehört ebenfalls in den großen Bereich der Selbstheilung des Organismus.
- Der mehr oder weniger große Durst wird gelöscht durch frische Fruchtsäfte im Wechsel mit *Lindenblüten-Tee* (Rezept Seite 40), dem wir (für Kinder nach dem 9. Lebensmonat) Honig und Zitrone zusetzen. Diese Tee-Fruchtsaft-Honig-Kost kommt dem Bedürfnis des fiebernden Kindes aufs natürlichste entgegen. Getränke für den Fiebernden sollten immer leicht angewärmt sein, damit der leere Magen nicht gereizt wird. Auch in gesunden Tagen löscht ein warmes Getränk den Durst besser als ein kaltes.
- Hat das Kind Hunger, solange es noch krank ist, oder stellt sich Hunger zu Beginn der Rekonvaleszenz ein, geben Sie zunächst eine Gemüse-, Grieß- oder Haferschleimsuppe – wenn möglich in Demeterqualität. Milch und Eiweißprodukte, also auch Fleisch, sind jetzt nicht angebracht, weil der Organismus zu ihrer Verdauung zuviel Energie aufbringen muß. Mit den Kräften, die jetzt für den Stoffwechsel notwendig sind, sollte man »haushälterisch« umgehen, sie sollten für die Überwindung der Krankheit zur Verfügung sein. Ausdrücklich erwähnt sei hier, daß während dieser Zeit auf Süßigkeiten verzichtet werden sollte.

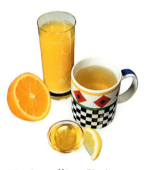

Honig sollten Sie immer erst dann zugeben, wenn der Tee schon etwas abgekühlt ist, da sonst wertvolle Honigsubstanzen zerstört werden.

Wann ist eine Diät notwendig?
Die Magen- und Darmerkrankungen verlangen eine andere Flüssigkeitsdiät, die ich Ihnen in den entsprechenden Kapiteln über die Krankheitsbilder beschrieben habe (Seite 82). Bei speziellen, meist chronischen Erkrankungen – an Magen, Galle, Leber oder Niere und bei der Zuckerkrankheit – gibt Ihnen der behandelnde Arzt genaue Anweisungen. Eine Diät bei Ekzemen, Akne, Nervosität und Appetitstörungen ist bei der Beschreibung der Krankheitsbilder angegeben (Seite 96, 101, 103 und 105).

> **Kuren für Kinder?**
> Rohkost- und Fastenkuren sind bei Kindern nur in sehr speziellen Fällen angezeigt und bedürfen strenger Indikation und ärztlicher Überwachung. Denn zu schnell kann ein Kind aus dem Flüssigkeitsgleichgewicht kippen.

Behandlung mit Heilpflanzen

Heilpflanzen können Krankheiten heilen, sie können Erkrankungen und Schmerzen lindern, und sie können vorbeugend wirken – vorausgesetzt, sie werden richtig angewendet.

Phytotherapie – die Behandlung mit Heilpflanzen – hat eine lange Tradition

Früher waren heilkräftige Pflanzen die einzigen Heilmittel, die zur Verfügung standen; das Wissen um ihre Wirkung wurde schon in der Antike in vielbändigen Werken festgehalten, im Mittelalter vorwiegend in Klöstern ergänzt, seither ständig erweitert. Was früher Empirie war, also Wissen, das aus Erfahrung resultiert, ist heute wissenschaftlich fundiert. Heilpflanzeninhaltsstoffe wurden untersucht, ihre Wirkung erforscht – viele Medikamente, häufig gerade die erfolgreichsten, enthalten Wirkstoffe pflanzlichen Ursprungs. Heilpflanzen werden täglich verordnet – als Tee, Extrakt, Tinktur, als Arznei-Spezialität. Gerade bei Kindern ist die Behandlung mit Heilpflanzen sehr wirkungsvoll.

Heilpflanzen-Tees als tägliches Getränk

Honig zum Süßen von Tee erst für Kinder nach dem 9. Lebensmonat

Obwohl viele Menschen gern Tee trinken, kennen die meisten doch nur den schwarzen Tee als tägliches Getränk und Kamillen- oder Pfefferminz-Tee bei Krankheit. Aber gerade für Kinder ist ein Heilpflanzen-Tee

Teemischungen aus Heilpflanzen

Grundtee	Himbeerblätter 10,0 Brombeerblätter 20,0	Zubereitung 1
Mischung I	Grundtee 30,0 Hagebutten mit Kernen 10,0 Pfefferminzblätter 10,0	Zubereitung 1
Mischung II	Grundtee 20,0 Hibiskus 10,0 Melissenblätter 10,0 Kamillenblüten 10,0	Zubereitung 1
Sommertee	Grundtee 30,0 Hagebutten ohne Kerne 10,0 Hibiskus 10,0	Zubereitung 1
Wintertee	Grundtee 20,0 Hagebutten mit Kernen 5,0 Hibiskus 5,0 Lindenblüten 5,0 Melissenblätter 5,0 Pfefferminzblätter 5,0 Birkenblätter 5,0	Zubereitung 1
Frühjahrstee	Löwenzahnwurzel mit Kraut 20,0 Brennesselblätter 10,0 Ackerschachtelhalm 10,0 Birkenblätter 5,0 Hagebutten mit Kernen 5,0	Zubereitung 2

Zubereitung 1	1 bis 2 Teelöffel der jeweiligen Mischung mit 1/4 Liter kochendem Wasser übergießen, 10 Minuten ziehen lassen, abseihen.
Zubereitung 2	2 gehäufte Teelöffel der Teemischung mit 1/4 Liter kochendem Wasser übergießen, 15 Minuten ziehen lassen, abseihen.

Natürliche Heilmittel

Statt Milch Tee als gesundes Frühstücksgetränk

beispielsweise zum Frühstück viel gesünder als Milch, in die vielleicht noch ein zuckerhaltiger Geschmacksverbesserer auf Kakaogrundlage eingerührt wird. Ein Tee aus Heilpflanzen belastet nicht, er regt – im Gegenteil – sogar die Ausscheidung über Darm und Niere an und enthält meist wertvolle Vitamine.
Alle Teerezepte wurden von Apotheker Mannfried Pahlow entwickelt.
Die Mischungen können Sie sich in jeder Apotheke zusammenstellen lassen; auch alle empfohlenen Einzel-Teedrogen (Seite 36 und 38) sowie Heilpflanzen-Auszüge (Seite 43) bekommen Sie dort.

Der Grundtee für den täglichen Gebrauch
Für den täglichen Gebrauch können Sie einen *Tee aus Brombeer- und Himbeerblättern* zubereiten.
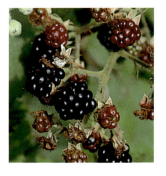

• Frische Himbeerblätter mit der doppelten Menge ebenfalls frischer Brombeerblätter mischen. Diese Mischung 3 bis 5 Stunden zum Anwelken stehenlassen. Die angewelkten Blätter mit einem Rollholz (Nudelholz, Nudelwalker) zerdrücken und diesen Ansatz mit ein wenig Wasser besprengen. Danach das Gemisch in ein Leinentuch knoten, das an einem warmen Ort aufgehängt wird. Nach 2 bis 3 Tagen entströmt dem Tuch ein angenehmer Duft, der an Rosen erinnert. Jetzt wird der Inhalt des Tuches ausgebreitet und schnell getrocknet (an der Luft, im Herd bei 35 bis 40 °C und geöffneter Tür). Der fertige Tee wird in gut schließenden Gefäßen aus getöntem Glas aufbewahrt, auch Weißblechdosen eignen sich. Dieser Grundtee, der ähnlich schmeckt wie schwarzer Tee, kann ohne weitere Zusätze verwendet werden. Er ist reich an Mineralstoffen, Spurenelementen und Vitaminen, frei von Koffein und sehr gesund. Je nach Geschmack kann man Zitrone, Milch, Honig (nach dem 9. Lebensmonat) oder Zucker hinzufügen.

Die Brombeer- und Himbeerblätter für den Grundtee können Sie auch selbst sammeln.

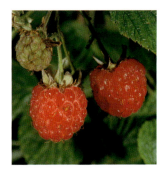

Teemischungen für alle Jahreszeiten
Je nach Geschmack können Sie den Grundtee mit Hagebutten und Pfefferminze oder mit Malvenblüten, Melissenblättern und Kamillenblüten mischen. Wenn Sie Ihrem Kind täglich einen Heilpflanzen-Tee geben, sollten Sie nach zwei Monaten die Mischung wechseln.

Behandlung mit Heilpflanzen

Im Winter sollten Sie noch Lindenblüten und Birkenblätter zur Anregung der Ausscheidung und zur Vorbeugung gegen Erkältungen hinzufügen. Im Sommer besteht wohl die erfrischendste und wohlschmeckendste Mischung aus Himbeer- und Brombeerblättern, Hagebutten (ohne Kerne) und Malvenblüten (rote Malve und Hibiskus sind übrigens identisch). Sie lernen sehr schnell, nach Geschmack, Bedarf und Jahreszeiten zu variieren.

Auch aus *frischen Pfefferminzblättern* können Sie einen Tee zubereiten: 2 frische Pfefferminzstengel mit den Blättern mit 1 Liter kochendem Wasser übergießen; das Wasser muß nicht abgegossen werden.

Öfter die Mischung wechseln

Die Salatkur im Frühling
Wenn Sie im Garten oder auf einer (nicht chemisch gedüngten!) Wiese Löwenzahn sammeln können, dann bereiten Sie sich doch mal einen Salat aus den frischen Löwenzahnblättern und -blütenknospen, angemacht mit Zitrone, Öl, gehackten Eiern – eine Delikatesse.

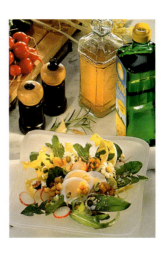

Löwenzahnsalat ist gesund und auch Feinschmeckern ein Begriff.

Die Teekur im Frühjahr und Herbst
Der Wechsel der Teemischung oder des Tees im Frühjahr und Herbst ist eine gute Gelegenheit zur Durchführung einer Kur mit Heilpflanzen-Tees; sie ist für Kinder ebenso sinnvoll wie für Erwachsene. Geben Sie Ihrem Kind zweimal im Jahr einen Tee aus Heilpflanzen, die Entgiftungswirkung haben. Machen Sie beispielsweise Ende März/Anfang April eine Kur mit der *Frühjahrstee-Mischung* (3 Tassen Tee täglich über 4 bis 6 Wochen): Löwenzahn und Brennessel, beide Teedrogen haben leicht ausscheidungsfördernde Wirkung und pflegen Leber und Galle, zusätzlich macht die Brennessel die Nasen- und Augenschleimhäute unempfindlicher für die Pollen, die den allergischen Heuschnupfen auslösen können; Ackerschachtelhalm und Birkenblätter regen die Ausscheidung über die Niere an; Hagebutte als Vitaminträger.

Eine vierwöchige Frühjahrskur können Sie auch mit Tee aus *frischen Brennesselblättern* machen (am besten aus dem Garten; ziehen Sie beim Sammeln Handschuhe an!). Dieser Tee ist besonders empfehlenswert für lymphatische Kinder, da er über die Verdauung

Die Heilpflanzen auf einen Blick

Heilpflanze	Erkrankung	Anwendung
Anissamen	Blähungen	Tee, auch im Wechsel mit Fencheltee
Arnika-Essenz	Verstauchungen, Verrenkungen, Blutergüsse, Gehirnerschütterung	Kompressen, Umschläge
Baldrian-Tinktur	Schlaflosigkeit, nervöse Reiz-zustände, Hyperkinese, entspannend, entkrampfend	Tropfen
Bärentrauben-blätter	Nieren- und Blasenerkrankungen, desinfizierend	Tee, auch gemischt mit Kamille
Brombeerblätter	Durchfall	Tee oder Tropfen, zum Beispiel als Urolysat
Calendula	offene Wunden, fördert Heilung und Narbenbildung	Umschläge, Auflagen. Essenz, Öl oder Salbe
Echinacea-Tinktur	Erkältungskrankheiten, vorbeugend gegen katarrhalische Infekte, steigert die Abwehrkräfte	Tropfen oder Globuli
Fenchelsamen	Blähungen, vor allem beim Säugling	Tee, auch im Wechsel mit Anistee
Heidelbeeren	Durchfall, Mukoviszidose, Zöliakie	bei Kleinkindern: Tee; bei größeren Kindern: Kauen
Holunderblüten	Erkältungskrankheiten	Tee
Huflattichblätter	Husten, Keuchhusten, spastische Bronchitis, krampflösend, sekre-tionsfördernd	Tee, auch in Mischungen
Johanniskraut – Ölauszug	Nervenverletzungen, Bettnässen	Einreibemittel

Die Heilpflanzen auf einen Blick

Heilpflanze	Erkrankung	Anwendung
Kamillenblüten	verdorbener Magen, Darm-beschwerden, Mandelentzündung, Zahnfleisch- und Wangenschleim-hautentzündung	Tee, Gurgelmittel, zum Inhalieren
Kümmel	Blähungen	Samen als Tee, Öl als Einreibemittel
Lindenblüten	fieberhafte Erkrankungen, Grippe, Husten, Erkältungskrankheiten	Tee, auch in Mischung mit Huflattich und Thymian
Melisse	Einschlafstörungen, beruhigend	Tee
Pfefferminzblätter	Magen-Darm-Störungen	Tee (ungemischt nur 1 Woche lang)
Rosenblüten	Konzentrationsstörungen, Unruhe, Nervosität	Elixier
Salbeiblätter	Angina (Halsentzündung), schweiß-hemmend	Tee, Gurgelmittel, Tinktur
Spitzwegerich	trockener Husten, sekretlösend	Tee
Stiefmütterchen-kraut	nässende Ekzeme	Auflage, Tee
Thymiankraut	Husten, Grippebronchitis	Tee

(vor allem die Leber) entgiftend auf das Lymphsystem wirkt, zudem steigert er das Wohlbefinden. Leider wird er von manchen Kindern nicht sonderlich geschätzt, weil er etwas metallig (Eisengehalt) schmeckt, was sich auch durch Süßen nicht ändern läßt.

Die Teekur im Frühling

• 1 Handvoll frische Brennesselblätter mit 1 Liter kochendem Wasser übergießen, 10 Minuten ziehen lassen, abseihen. 2 bis 3 Tassen Tee täglich über 4 bis 6 Wochen.

Heilpflanzen-Tees bei Krankheiten

Ob Sie Ihrem erkrankten Kind einen Tee aus einer speziellen Heilpflanze zubereiten oder ob Sie dafür besser eine Heilpflanzen-Mischung verwenden, werden Sie im Laufe der Zeit selbst herausfinden. Nach meiner Erfahrung sind Tees aus Heilpflanzen-Mischungen zu Beginn einer Erkrankung meist wirksamer, vor allem dann, wenn die Ursache noch nicht bekannt ist, weil die unterschiedlichen Wirkungen der Heilpflanzen einander ergänzen.

Heilpflanzen-Tees sind Heilmittel, nach einer Anwendungszeit von 4 Wochen setzt man sie für einige Wochen ab. Danach kann eine solche Behandlung jederzeit wiederholt werden.

Alle Heilpflanzen-Zubereitungen – Einzeltees und Teemischungen, Tinkturen, Essenzen, Salben – und alle Utensilien, die Sie für die Anwendung benötigen, bekommen Sie in der Apotheke.

Bei Blähungen

Vor allem für Säuglinge

Anissamen – bei Blähungen, vor allem im Säuglingsalter; kann abwechselnd gegeben werden mit Fenchel-Tee.
- Zubereitung und Anwendung: 1/4 Teelöffel etwas zerdrückte Anisfrüchte mit 1/8 Liter kochendem Wasser aufbrühen, danach abgießen; unzerdrückte Früchte 20 Minuten ziehen lassen.

1/4 Tasse (= 30 ccm) entweder der Flaschennahrung zusetzen oder vor der Mahlzeit geben.

Fenchelsamen – bei Blähungen, vor allem im Säuglingsalter; Fenchel-Tee wirkt in den meisten Fällen besser als Anis-Tee, kann auch im Wechsel mit Anis-Tee gegeben werden.
- 1/2 Teelöffel zerdrückte Fenchelfrüchte mit 1/4 Liter kochendem Wasser übergießen, 10 Minuten ziehen lassen, danach abseihen.

1/4 Tasse (= 30 ccm) entweder der Flaschennahrung zusetzen oder vor der Mahlzeit geben.

Kümmelsamen – bestes Mittel gegen Blähungen.
- Für Säuglinge 1/4 Teelöffel Kümmelsamen, für Klein- und Schulkinder 1/2 Teelöffel Samen jeweils mit 1/2 Liter kochendem Wasser überbrühen, 10 Minuten ziehen lassen, danach abgießen.

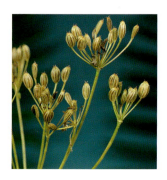

Der Samen der Kümmelpflanze ist das beste Mittel gegen Blähungen.

Säuglinge: 1 Eßlöffel (15 ccm) der Flaschennahrung zusetzen oder vor der Mahlzeit geben.
Klein- und Schulkinder: 1 bis 2 Tassen Tee täglich.

Bei Durchfall, Magen- und Darm-Beschwerden
Brombeerblätter (auch Grundtee, Seite 34) – idealer Tee bei Durchfällen, da er Gerbstoffe enthält, die stopfend wirken.
• 2 Teelöffel Brombeerblätter mit 1/2 Liter kochendem Wasser übergießen, 10 Minuten ziehen lassen, abgießen. Bis zu 1 Liter Tee täglich schluckweise trinken.
Heidelbeeren – vor allem geeignet zur Unterstützung der diätetischen und medikamentösen Behandlung bei Durchfällen, bewährt auch bei schweren Formen von Mukoviszidose (Sekretionsstörung im Bauchspeicheldrüsen-, Darm- und Bronchialdrüsenbereich, die unter anderem chronische Durchfälle erzeugt) und Zöliakie (fettreiche Gärungsdurchfälle, verursacht durch Überempfindlichkeit gegen bestimmte Stärkeprodukte).

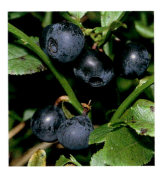

Getrocknete Heidelbeeren – das geeignete Mittel gegen Durchfall.

Größere Kinder kauen 3 bis 5 getrocknete Heidelbeeren vor jeder Mahlzeit, kleineren gibt man den Tee. Tee aus Heidelbeeren ist auch geeignet zum Gurgeln und Spülen bei Zahnfleisch-, Wangenschleimhaut- und Mundschleimhautentzündung.
• 5 Teelöffel Heidelbeeren in 1/2 Liter kaltem Wasser ansetzen, zum Kochen bringen, etwa 10 Minuten kochen lassen, danach abseihen.
Dreimal täglich 1 Tasse Tee.
Kamillenblüten – bei jeder Form von verdorbenem Magen und bei Darmbeschwerden als erstes ungesüßten Kamillen-Tee verabreichen; als Gurgelmittel, zum Beispiel bei Mandelentzündungen, bei Entzündungen von Wangenschleimhaut und Zahnfleisch, kann Kamillen-Tee mit Heidelbeer-Tee zu gleichen Teilen gemischt werden.

Gurgelmittel bei Entzündungen in Mund und Rachen

Auch geeignet für *Inhalationen* (Seite 57) bei chronischem Schnupfen und Husten, die meist von einer Nebenhöhlenentzündung herrühren. Bei Kindern sind diese Erkrankungen sehr häufig geworden, vor allem im Winter durch das Baden in Chlorwasser, das alle Schleimhäute angreift. Zur Wirkungssteigerung gibt man noch 1 bis 2 Tropfen Pfefferminz-Öl hinzu.

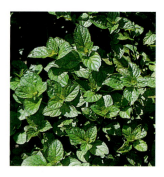

Pfefferminze hilft bei Magen-Darm-Störungen.

- 1 Eßlöffel Kamillenblüten mit 1 Liter kochendem Wasser übergießen, 10 Minuten ziehen lassen, abseihen. Dosierungsvorschriften finden Sie bei der Beschreibung der Krankheitsbilder (Seite 65 und 68).
Pfefferminzblätter – bei allen Magen-Darm-Störungen (siehe Kamille); der Tee darf ungemischt nicht länger als 1 Woche getrunken werden, da sich dann die Wirkung umkehren kann!
- 1 bis 2 Teelöffel Pfefferminzblätter mit 1/4 Liter kochendem Wasser überbrühen, 10 Minuten ziehen lassen, abseihen. Dreimal täglich 1 Tasse Tee schluckweise trinken, nicht auf einmal »hinuntergießen«!

Bei Halsentzündung

Salbeiblätter – bestes Gurgelmittel bei allen Formen von Angina (Halsentzündung), das in diesen Fällen immer angewendet werden sollte. Der Tee darf nicht zu stark aufgebrüht werden, er wird sonst von Kindern abgelehnt; zu stark zubereitet kann er die Schweißbildung unterdrücken.

- Einige frische Salbeiblätter oder 1/2 Teelöffel des getrockneten Salbeikrautes mit 1/4 Liter kochendem Wasser übergießen, 10 Minuten ziehen lassen, abgießen. Mindestens einmal stündlich mit einem Schluck des lauwarmen Tees, in den Sie auch die verordneten Medikamente geben können, gurgeln, anschließend hinunterschlucken.

Bei Fieber und Grippe

Lindenblüten – bester Tee bei allen fieberhaften Erkrankungen; keine Grippebehandlung ohne Lindenblüten-Tee, denn er regt den Stoffwechsel an, fördert das Schwitzen und »treibt so die Krankheit heraus«. Er sollte möglichst heiß getrunken werden, wodurch das Fieber steigen kann (das sollte Sie aber nicht erschrecken, Seite 23). Wenn jedoch das Fieber schon sehr hoch ist, bitte den Tee nur lauwarm geben – und nicht so stark. Die verordneten Arzneimittel können Sie Ihrem Kind in diesem Tee geben. Lindenblüten können zum Beispiel bei starkem Husten während einer Grippe mit Huflattichblättern oder Thymian gemischt werden – auch andere Zusammenstellungen sind möglich, wie in den Krankheitsbildern angegeben.

Ein Tee aus Lindenblüten wirkt schweißtreibend.

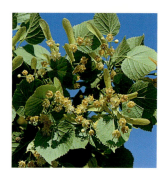

Behandlung mit Heilpflanzen 41

Auch vorbeugend gegen Erkältungskrankheiten ist Lindenblüten-Tee hervorragend geeignet. Geben Sie ihn vor allem infektanfälligen Kindern, entweder als Haustee oder als Bestandteil in einer Mischung.
• 1 Teelöffel Lindenblüten mit 1/4 Liter kochendem Wasser überbrühen, 5 Minuten ziehen lassen, abseihen. Etwas Honig (nach dem 9. Lebensmonat) und Zitronensaft zugeben.
Drei- bis fünfmal täglich 1/2 bis 1 Tasse Tee.
Bei sehr hohem Fieber wird der Tee weniger stark zubereitet: 1/2 Teelöffel Blüten auf 1/4 Liter Wasser.
Holunderblüten – zweitbester Tee (nach Lindenblüten-Tee) bei Erkältungen, kann mit Lindenblüten-Tee gemischt werden; Medikamente können Sie im Tee geben.

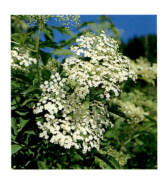

Holunderblüten-Tee hilft bei Erkältungen.

• 1 Teelöffel Holunderblüten mit 1/4 Liter kochendem Wasser übergießen, 10 Minuten ziehen lassen, abseihen.
Drei- bis fünfmal täglich 1/2 bis 1 Tasse Tee.
Auch sehr bewährt: Holunderblüten-Elixier (Firma Wala).

Huflattich wird diskutiert
Nach meiner Erfahrung aus langjähriger Praxis als Kinderarzt sind durch Verabreichen von Huflattich-Tee in den verordneten Dosierungen keine Gesundheitsschädigungen aufgetreten. Das Bundesgesundheitsamt empfiehlt, den Gebrauch von Huflattichtee auf 6 Wochen pro Jahr zu beschränken.

Bei Husten
Huflattichblätter – alle Arten von Husten werden durch Huflattich-Tee gelindert, auch Keuchhusten und eine spastische Bronchitis, er wirkt krampflösend und sekretionsfördernd; am besten zu gleichen Teilen gemischt mit Fenchel, Thymian, Melisse oder Spitzwegerich und – bei Fieber – mit Lindenblüten; Medikamente können Sie im Tee geben.
• 2 Teelöffel der Mischung mit 1/4 Liter kochendem Wasser übergießen, 10 Minuten ziehen lassen, abseihen. Mit Honig süßen (nach dem 9. Lebensmonat).
Drei- bis fünfmal täglich 1/2 Tasse Tee – möglichst warm.
Spitzwegerichblätter – vor allem bei trockenem Husten, wenn sich das Sekret schlecht löst; dieser Tee ergänzt sich besonders gut mit Huflattichblättern.
• 1 Teelöffel Spitzwegerichblätter mit 1/4 Liter kochendem Wasser übergießen, 5 Minuten ziehen lassen, abseihen.
Bis zu 3 Tassen Tee täglich. Mit Honig süßen (nach dem 9. Lebensmonat).

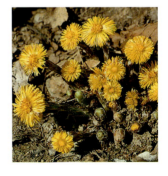

Husten, Keuchhusten und Bronchitis lindert ein Tee aus Huflattichblättern.

Thymiankraut – wirkt ähnlich wie Huflattichblätter, deshalb werden die Teedrogen oft zu gleichen Teilen miteinander gemischt. Sie sind wirksam bei allen Arten von Husten, vor allem bei Grippebronchitis. Medikamente können Sie im Tee geben.
• 2 Teelöffel Thymiankraut (oder Teemischung) mit 1/4 Liter kochendem Wasser überbrühen, 10 Minuten ziehen lassen, abseihen.
Drei- bis fünfmal täglich 1/2 bis 1 Tasse Tee.

Bei Blasen- und Nierenerkrankungen
Bärentraubenblätter – gute desinfizierende Wirkung im Nieren-Blasen-Bereich. Dieser Tee kann zur Wirkungssteigerung mit Kamillen-Tee gemischt werden.
• 1 Teelöffel gepulverte Bärentraubenblätter mit 1/4 Liter heißem Wasser übergießen, ziehenlassen.
Täglich 2 bis 3 Tassen trinkwarmen Tee.
Als Fertigpräparat bietet sich Urolysat an.

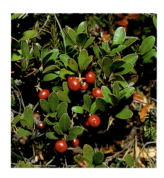

Bärentraube hilft bei Entzündungen von Niere und Blase.

Bei Ekzemen
Stiefmütterchenkraut – wirkt hervorragend, vor allem äußerlich als Auflage bei nässenden Ekzemen. Stiefmütterchenkraut kann auch als Tee gegeben werden.
• Für Auflagen: 2 Teelöffel Stiefmütterchenkraut mit 1/2 Liter kochendem Wasser überbrühen. Bei äußerlicher Anwendung muß der Tee nicht abgeseiht werden. Mit dem warmen Tee ein Leintuch tränken, leicht ausdrücken, warm auf die kranke Stelle legen und mit einem Wolltuch abdecken. Diese Auflage so häufig wie möglich machen.
• Als Teegetränk: 2 Teelöffel Stiefmütterchenkraut mit 1/4 Liter kochendem Wasser überbrühen, 10 Minuten stehenlassen, abseihen. Brustkindern kann man vor dem Anlegen etwa 50 ccm Tee in der Flasche geben. Flaschenkindern kann man die Nahrung mit Tee anstelle von Wasser anrühren. Klein- und Schulkinder trinken 2 bis 3 Tassen Tee täglich.

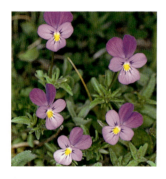

Das Kraut von Stiefmütterchen kann äußerlich und innerlich angewendet werden.

Bei Nervosität, Schlafstörungen
Melisse – dieser Tee wirkt wunderbar beruhigend, vor allem bei Kindern, die die Tagesereignisse zu sehr in sich aufnehmen, sie bis zum Abend nicht verarbeitet haben und lange wach liegen.

Behandlung mit Heilpflanzen   43

• 1 Teelöffel Melissenblätter mit 1/8 Liter kochendem Wasser übergießen, 10 Minuten ziehen lassen, abseihen. Abends 1 Tasse.

Heilpflanzen-Auszüge

Zur Phytotherapie gehört auch die Behandlung von Krankheiten mit Heilpflanzen-Vollauszügen. Meistens sind es Auszüge aus der ganzen Pflanze, also aus Frucht, Blatt, Stengel und Wurzel.

Im Gegensatz zu standardisierten Einzelwirkstoff-Extrakten enthalten diese Vollauszüge alle Inhaltsstoffe, also auch Begleitstoffe, die in der Regel die Wirkung abrunden.

Der Auszug wirkt »bedächtiger« als die Einzeldroge

Vollauszüge sind ohne Nebenwirkungen, auch Überdosierung führt nicht zu Problemen – die in der Kinderheilkunde verwendeten Heilpflanzen haben selbst bei hoher Dosierung keinerlei Nebenerscheinungen.

Zu den wichtigsten Heilpflanzen-Auszügen, die man als Vorrat zu Hause haben und nach Vorschrift bei den genannten Beschwerden einsetzen sollte, gehören:

Bei stumpfen Verletzungen

Arnika-Essenz – bei Verstauchungen, Verrenkungen und Blutergüssen sowie bei Gehirnerschütterung als Kompressen laufend auflegen. Gleichzeitig können Sie innerlich Homöopathika geben (Seite 99). Eine raschere und überzeugendere Wirkung von Heilpflanzen-Auszügen als die der Arnika-Essenz gibt es kaum.

Für Umschläge, Kompressen

• Zu Umschlägen Arnika-Essenz im Verhältnis 1:9 mit Wasser verdünnen.
Auch eine 10prozentige *Arnika-Salbe* ist im Handel erhältlich.

Bei offenen Wunden

Calendula-Essenz empfiehlt sich als Erste Hilfe bei allen offenen Wunden; sie hat nicht nur eine reinigende Wirkung, sondern fördert auch Heilung und Narbenbildung.

• Zu Umschlägen Calendula-Essenz im Verhältnis 1:9 mit Wasser verdünnen.
Auch eine 10prozentige *Calendula-Salbe* ist im Handel erhältlich.

Baldrian beruhigt manche Formen von Hyperkinese
Hyperkinese bezeichnet eine krankhafte Steigerung des Bewegungsdrangs. Heute weiß man, daß unterschiedliche Ursachen dafür verantwortlich sind. Eine Behandlung kann nur durch den erfahrenen Arzt erfolgen.

Bei Schlaflosigkeit und Nervosität
Baldrian-Tinktur – bei nervösen Reizzuständen, die zu Schlaflosigkeit führen, hat Baldrian-Tinktur eine wunderbar entspannende Wirkung. Sie kann auch ängstlichen Kindern vor Schulaufgaben gegeben werden (in der angegebenen Dosierung nach dem Frühstück), sie macht nicht müde, sondern beruhigt durch Entkrampfung.
• 30 bis 40 Tropfen Baldrian-Tinktur auf Zucker, eine Stunde vor dem Schlafengehen.
Auch *Rosen-Elixier* (Firma Wala) hilft bei Konzentrationsstörungen, Unruhe, Nervosität: dreimal täglich 1 Teelöffel.

Bei Erkältungen
Echinacea-Tinktur – gutes Vorbeugemittel für Kinder mit Neigung zu rezidivierenden (sich wiederholenden) katarrhalischen Infekten. Als flankierende Maßnahme bei allen Erkältungskrankheiten, weil diese Pflanze die körpereigene Abwehrkraft stärkt.
• In jedem Herbst dreimal täglich 10 bis 20 Tropfen Echinacea-Tinktur vor den Mahlzeiten über 6 Wochen.
Echinacea D3 können Sie alternativ geben, wirkt oft besser als Tinktur: dreimal täglich 5 bis 7 Globuli.

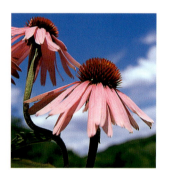

Die Extrakte des Roten Sonnenhuts stärken die Abwehrkräfte.

Bei Nervenverletzungen, Bettnässen
Johanniskraut als Öl-Auszug – das Rotöl, wie dieser Öl-Auszug genannt wird, überall da einreiben, wo Nervenverletzungen angenommen werden können.
• Wenn Sie den Eindruck haben, daß Ihr Kind – meist in der Zeit zwischen Zahnwechsel und Pubertät – Schwierigkeiten mit sich selbst hat, wenn es vermehrt weint und verschlossener ist als sonst, dann reiben Sie ihm morgens und abends etwas Johanniskraut-Öl über der Herzgegend ein. Und bettnässenden Kindern sollten Sie abends – als zusätzliche Therapie zu den verordneten Medikamenten – etwas Rotöl auf die Oberschenkelinnenseiten auftragen.

Bei Blähungen
Kümmelöl – lindert Blähungen bei Säuglingen.
• 1 bis 2 Tropfen Kümmelöl vor jeder Mahlzeit zwischen Brustbeinende und Nabel verreiben.

Für Säuglinge

Schweißhemmende Mittel
Neigt Ihr Kind zu vermehrter Schweißbildung, so ist eine Behandlung mit *Salbei-Tinktur* als Salvia officinalis 10 % – anzuraten. Sind die Achselhöhlen von dieser Schweißbildung besonders betroffen, geben Sie flankierend *Sulfur D12* – 1 Tablette abends vor der Mahlzeit – hinzu; sollten mehr die Füße betroffen sein, so empfiehlt sich zu der Salbeikur die Einnahme von *Silicea D12* – abends 1 Tablette vor dem Essen.

Homöopathie und homöopathische Mittel

Um die Selbstheilungskräfte des Körpers zu unterstützen, setzte der Begründer der Homöopathie, der Arzt Samuel Hahnemann (1755 bis 1843), bei der Behandlung von Krankheiten erstmalig schwache Dosierungen von tierischen, pflanzlichen und mineralischen Stoffen ein. Der Name Homöopathie kommt aus dem Griechischen: homoios = ähnlich, pathos = das Leiden, die Krankheit; Fundament der Homöopathie ist die Ähnlichkeitsregel »similia similibus curantur = Ähnliches möge mit Ähnlichem geheilt werden«. Gemeint ist hier die Ähnlichkeit der Krankheitssymptome mit einem damit möglichst deckungsgleichen »Arzneimittelbild«, das bei der »Arzneimittelprüfung« am gesunden Menschen gewonnen wird.

Homöopathika werden aus tierischen, pflanzlichen und mineralischen Stoffen hergestellt

Symptom und Arzneimittelbild
Diese beiden Begriffe sollen an einem Beispiel erläutert werden: Bohnenkaffee ruft beim gesunden Menschen unter anderem Schlaflosigkeit hervor, die dadurch charakterisiert ist, daß der Kaffeetrinker, obwohl er müde ist und schlafen möchte, durch einen Reichtum an lebhaften, beschwingten Ideen und Gedanken vorwiegend angenehmer Art wach gehalten wird. Diese besondere

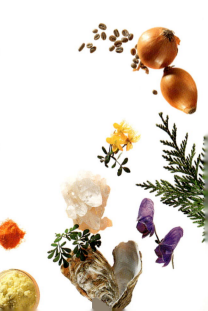

Art der Schlaflosigkeit, die bei einem gesunden Menschen nur durch Bohnenkaffee hervorgerufen wird, ist – gemäß unserem Beispiel – das Ergebnis der Arzneimittelprüfung des homöopathischen Mittels *Coffea*.

Durch die Arzneimittelprüfung am gesunden Menschen zum Arzneimittelbild

Mit Hilfe einer Arzneimittelprüfung also wird festgestellt, welche Wirkungen ein Homöopathikum beim gesunden Menschen hervorruft. Die Summe der durch das Mittel ausgelösten Symptome wird als »Arzneimittelbild« bezeichnet.

Nach der Ähnlichkeitsregel müßte nun homöopathisch aufbereiteter Kaffee eine Schlaflosigkeit der geschilderten Art, also dem Arzneimittelbild von Coffea entsprechend, sanft, schnell und dauerhaft heilen. Und in der Tat können wir dies immer wieder beobachten.

Sorgfältige Suche nach den Symptomen

Ich habe Ihnen die durch Kaffee hervorgerufene besondere Art der Schlaflosigkeit deshalb so genau geschildert, weil der Begriff Schlaflosigkeit, ohne daß er näher präzisiert ist, für die Homöopathie ein zu allgemeines Symptom ist, um die Auswahl des richtigen Mittels zu ermöglichen. Denn eine Schlaflosigkeit kann viele Ursachen haben und sich demgemäß in vielen verschiedenen Symptomen äußern, zum Beispiel durch Angst, Aufregung, Freude, lebhafte Gedanken, Herzklopfen, Kummer, Kälte.

Das Mittel nach den Beschwerden auswählen

Wenn die Symptome genau und unverwechselbar präzisiert sind, kann durch einen Vergleich mit den Arzneimittelbildern der Homöopathika das richtige Medikament gefunden werden.

Potenzierung der Ausgangssubstanz

Bei der Herstellung der Homöopathika wird die vorherige Potenz zum »Samen« für die nächste, sie wächst durch die Verdünnungssubstanz und wird durch das Verschütteln oder das Verreiben zu einem neuen Heilmittel.

Dieses »stufenförmige« dynamisierende Behandeln einer Ausgangssubstanz (Kasten Seite 47) bringt neue oder verwandelte Wirkungen und Eigenschaften zum Vorschein; die Ausgangssubstanz wird also nicht »verdünnt« mit dem Ergebnis einer verringerten Wirksamkeit, sondern sie wird potenziert, dynamisiert.

Darauf beruht die
Heilwirkung
Die Heilwirkung der Homöopathika ist nach neuesten
naturwissenschaftlichen
Erkenntnissen damit zu
erklären, daß alle biologischen
Reaktionen aufgrund von
Reizen in allerkleinsten
Größenordnungen zustande
kommen. Und nach einer
anerkannten Regel wird die
Lebenstätigkeit im Organismus durch kleine Reize
angefacht, durch mittelstarke

> **Herstellung der Homöopathika**
> In Deutschland wird hauptsächlich nach dem
> Dezimalsystem potenziert: 1 Teil Ausgangs-
> substanz (zum Beispiel Pflanzenpreßsaft
> oder -pulver), mit 9 Teilen Lösungsflüssigkeit
> oder -substanz (meist Alkohol oder Milch-
> zucker) verschüttelt oder verrieben, ergibt
> die Potenzierung D1 (D = Dezimal). Nach
> diesem System werden alle Potenzstufen
> hergestellt. Jede Potenz – zum Beispiel D1 –
> dient der aus ihr bereiteten – zum Beispiel
> D2 – als Ausgangssubstanz.

gefördert, durch starke gehemmt und durch stärkste
Reize aufgehoben. Vor allem beim Kind können wir mit
homöopathischen Medikamenten die weitaus meisten
Krankheiten sanft, schnell und ohne Nachwirkungen
heilen.

Homöopathika sind bei
Kindern besonders
wirkungsvoll

Auch der Homöopathie liegt der Gedanke zugrunde,
den wir schon seit Hippokrates kennen (Seite 5):
Krankheit ist Ausdruck einer Störung des inneren
Gleichgewichts des Menschen. Auch Hahnemann sah
in allen Beschwerden Hinweise auf mögliche Veränderungen aller unserer Kräfte. Er verstand die Homöopathika niemals als Mittel gegen nur ein Symptom,
sondern als notwendige Hilfen zur Aktivierung der
körpereigenen Abwehrkräfte. Er heilte also nicht die
Krankheit, sondern den kranken Menschen.

Wasser und Wärme als heilsame Reize

Das Wasser benutzen wir hauptsächlich, um thermi-
sche Reize (Temperatur-Reize) gut dosiert an den
Körper heranzubringen, sei es, daß wir eine Reizthera-
pie mit Kälte (kurze Kaltabwaschungen, Wickel) oder
mit Wärme (Schwitzbäder, Wickel, Inhalationen)
vorhaben.
Die Anweisungen für die bekanntesten Wasser-Anwendungen stammen von Pfarrer Kneipp, der über hun-
dert verschiedene Techniken angegeben hat.

So wirkt das Wasser

Der Temperatur-Reiz löst sowohl an der applizierten Stelle des Körpers als auch reflektorisch an inneren Organen Reaktionen aus. Zudem regt das Wasser – ob kalt oder warm – auch das Nervensystem an. Neben einer lokalen Wirkung kann so auch eine »Umstimmung« im Organismus erreicht werden.

Wenn Ihr Kind sich sträubt

Anwendungen, welcher Art immer, sollten niemals gegen den Widerstand des Kindes durchgeführt werden. Ist das Kind von vornherein ablehnend, dann versuchen Sie, es mit geduldigen Erläuterungen von der Notwendigkeit dieser Anwendung zu überzeugen.

Setzen Sie das Wasser richtig ein

Mit Wasser-Anwendungen können Sie zum einen leichte Erkrankungen selbst behandeln, zum anderen ärztliche Anordnungen sinnvoll unterstützen und so Arzneimittel einsparen – was gerade für den kindlichen Körper sicher sehr von Vorteil ist.

Als vorbeugende Maßnahmen eingesetzt – zum Beispiel täglich durchgeführte kalte Abwaschungen –, wehren sie Krankheiten ab, und Sie erhalten damit Ihrem Kind langfristig seine Gesundheit. Die ärztliche Behandlung bei ernsten Erkrankungen können und dürfen diese unterstützenden Maßnahmen allerdings nicht ersetzen.

Allgemein gilt, daß alle Anwendungen in Ruhe, jedoch rasch durchzuführen sind; wichtig ist, daß sich Ihr Kind dabei wirklich »betreut« fühlt. Das Zimmer – Schlaf- oder Badezimmer – muß warm sein. Vor jeder Maßnahme lassen Sie das Kind die Blase entleeren, bei längeren Anwendungen, zum Beispiel bei Überwärmungsbädern, soll vorher der Darm durch Einlauf (Seite 57) entleert werden.

Die Kinder müssen während der Anwendung ständig unter Ihrer Aufsicht sein, während beziehungsweise nach der Anwendung hat das Kind im Bett zu liegen.

Wasseranwendungen – kalt und warm

Kaltwasser-Anwendungen kommen bei Kindern als Ganz- oder Teilabwaschung sowie als Wickel in Betracht. Allerdings sollte man bei Säuglingen und Kleinstkindern mit kaltem Wasser zurückhaltend sein. Bedenken Sie bitte: Frierende Kinder vertragen kein kaltes Wasser; auf kalte Haut

Wasser und Wärme als heilsame Reize   49

sollten nie kalte Wasser-Anwendungen gebracht werden; empfindet das Kind eine Anwendung mit kaltem Wasser als unangenehm, dann sollte sie nicht wiederholt werden.

Kaltabwaschungen

Die Kaltabwaschungen wirken wunderbar bei Einschlafstörungen vor allem jener Kinder, die die Tagesereignisse zu intensiv in sich aufnehmen und am Abend noch nicht verarbeitet haben. Auch schlechtes körperliches Gedeihen ist eine Indikation für die Ganzabwaschung mit kaltem Wasser.

Selbst bei hochfieberhaften Krankheiten kann die Kaltabwaschung mehrmals täglich durchgeführt werden. Sie hat neben einer fiebersenkenden auch eine schweißtreibende Wirkung und verkürzt ohne Zweifel jeden Infekt.

Am besten führen Sie diese Anwendung abends vor dem Zubettgehen durch. Sie können dem Wasser einen Schuß *Essig* oder *Kamillen-Tee* (Rezept Seite 40) zusetzen oder einen Eßlöffel *Salz* oder eine halbe chemisch nicht behandelte *Zitrone,* die Sie unter Wasser kleinschneiden müssen.

• Ein grobes Frottiertuch in kaltes Wasser tauchen, es kurz ausdrücken und damit – zur Körpermitte hin – Hände und Arme, Füße und Beine, schließlich Brust, Bauch und Rücken – ebenfalls in Richtung des Herzens – rasch abreiben. Das Ganze ist in wenigen Sekunden beendet; das Kind darf dabei nicht frieren, deshalb muß das Zimmer warm sein. Anschließend ohne Abtrocknen – das Kind ist ja auch kaum naß geworden – den Schlafanzug anziehen lassen, es zu Bett bringen und gut zudecken. Es empfindet danach eine wohlige Wärme, schläft meist rasch und tief ein. Wenn sie einmal daran gewöhnt sind, empfinden Kinder diese Anwendung als so angenehm, daß sie oft danach verlangen.

Bei großer Ängstlichkeit vor der Ganzabwaschung machen Sie Teilabwaschungen mit kaltem Wasser. Waschen Sie zunächst nur Hände und Füße ab, bis das Kind so viel Vertrauen gewonnen hat, daß Sie diese Maßnahme erweitern können.

■ **Akutmaßnahme**
■ **Vorbeugend**

Kaltabwaschung:

• *Bei Einschlafstörungen*
• *Bei Fieber*

50 Natürliche Heilmittel

So wirkt das Überwärmungsbad

Schlenzbäder haben eine große therapeutische Breite – ich zitiere aus dem Buch »Die Schlenzkur«: Sie ermöglichen den Abbau und die Ausfuhr von Gewebsschlacken, führen zu einer besseren Gewebsdurchblutung und verbessern das vielgestaltige Abwehrvermögen des Körpers. Durch Aktivierung des Krankheitsprozesses wird die Krankheit schneller überwunden.

Akutmaßnahme ■
Vorbeugend ■

Überwärmungsbad:

• *Bei Fieber*
• *Bei chronischen Nebenhöhlenerkrankungen*
• *Bei Nervosität*

Warme Bäder

Das Überwärmungsbad nach Schlenz hat sich als Zusatzbehandlung bei allen fieberhaften Erkrankungen als sehr wirkungsvoll erwiesen. Milde angewandt, also mit sehr langsamer und geringer Überwärmung, kann es sogar bei hochfieberhaften Erkrankungen durchgeführt werden. Aber auch bei chronischen, allen Behandlungsmethoden trotzenden Nebenhöhlenentzündungen kann ein Überwärmungsbad – intensiv gestaltet, also mit stärkerer Überwärmung – eine Ausheilung der Krankheit bewirken. Auch wirkt das Überwärmungsbad beruhigend und ausgleichend bei nervösen, zappeligen Kindern, vor allem, wenn es vor dem Schlafengehen angewandt wird.

• Vor dem Bad wird das Wasser genau auf die Körpertemperatur des Kindes angewärmt (mit dem Fieberthermometer messen!). Sie helfen dem Kind in die Wanne, in der es ausgestreckt im Wasser liegt – so, daß nur Mund und Nasenspitze herausschauen, Hinterkopf und Haare also sind im Wasser.

Kleineren Kindern müssen Sie den Kopf mit der Hand halten, bei größeren Kindern liegt er auf einem Sack, zum Beispiel dem Heublumensack (Seite 56) oder einem Ball.

Innerhalb der nächsten 30 Minuten erhöhen Sie die Wassertemperatur um 1 bis 1,5 °C durch langsames Zufließenlassen von wärmerem Wasser (das Sie bitte vom Fußende her in die Wanne einlaufen lassen, um Verbrühungen zu vermeiden).

Durch die Erhöhung der Wassertemperatur wird beim Kind ein »künstliches Fieber« erzeugt, das mit einem schnelleren Puls (Pulsfrequenzsteigerung) einhergeht und eventuell zunächst als unangenehm empfunden werden kann.

Bürsten Sie das Kind jetzt unter Wasser immer wieder einmal mit einer weichen Bürste ab oder rubbeln Sie es mit einem groben Waschlappen ab, lassen Sie es

anschließend kurz aufsitzen. Im Laufe der Zeit entspannt es sich und fühlt sich zunehmend wohler.
Dauer des Überwärmungsbades etwa 1/2 Stunde,
während dieser Zeit drei- bis viermal abbürsten beziehungsweise abrubbeln und aufsitzen lassen.
Da das Kind stark schwitzt, ist während des Badevor-
ganges, am besten in der Aufsitzphase, eine Flüssig-
keitsgabe (Tee) notwendig. Geben Sie einen Tee aus
einer Mischung von Hagebutten mit Kernen, Lindenblüten und Malven zu gleichen Teilen (Zubereitung 1,
Seite 33), dem Sie Zitronensaft und Honig zusetzen.
Zur Beendigung des Überwärmungsbades setzt sich
das Kind in der Badewanne zunächst auf, danach steht
es langsam auf, wird sofort in vorgewärmte Frottier-
tücher oder den Bademantel eingewickelt und ins mit
Wärmflaschen angewärmte Bett gelegt. Während des
nun folgenden Nachschwitzens geben Sie weiterhin
Tee zu trinken.
Überwärmungsbäder können in akuten Situationen
wiederholt werden, bei chronischen Erkrankungen
sind sie kurmäßig jeden zweiten Tag oder dreimal
wöchentlich durchzuführen.
Das *Heublumen-Bad* fördert allgemein den Stoffwechsel, regt das Schwitzen an – bringt etwas »in Gang«.
• 1 gehäufter Eßlöffel Heublumen mit 1 Liter kaltem
Wasser ansetzen, zum Kochen bringen, 1/2 Stunde
ziehen lassen, abseihen. Diese Flüssigkeit dem Bad
zusetzen.
Das *Stiefmütterchen-Bad* ist angezeigt bei der Behandlung von schweren Ekzemen.
• 1/2 Eßlöffel Stiefmütterchenkraut mit 1 Liter kaltem
Wasser ansetzen, zum Kochen bringen, 1/2 Stunde
ziehen lassen, abseihen. Diesen Sud dem Bad zugeben.

Fußbäder
Ein ansteigendes Fußbad sollten Sie durchführen als
Vorbeugung und zu Beginn jeder Erkältung, wenn die
Grippe »im Anzug« ist, bei allen chronischen Erkrankungen der oberen Luftwege wie Nebenhöhlenentzündungen, Luftröhrenkatarrh, Bronchitis, aber auch bei
einem akuten Asthma-Anfall und immer dann, wenn
Ihr Kind kalte Füße hat. Es wird von den Kindern als
sehr angenehm empfunden, der Kopf »hellt sich auf«,

Beim Überwärmungsbad
lassen Sie bitte Ihr Kind
niemals allein

Heublumenbad:

• *Bei beginnender*
Erkältung

Stiefmütterchenbad:

• *Bei schweren Ekzemen*

Fußbad:

• *Bei Erkältungen*
• *Bei chronischen*
Erkrankungen
• *Bei kalten Füßen*

Natürliche Heilmittel

TIP

Zur Wirkungssteigerung setzen Sie dem Fußbad zwei gehäufte Eßlöffel Senfmehl (Apotheke) zu.

Akutmaßnahme

Wadenwickel:

- *Bei Fieber mit Kopfschmerz oder Unruhe*

Halswickel:

- *Bei Angina*
- *Bei Mumps*

außerdem wird die Atmung entkrampft, und der Schleim löst sich.

• Ein großes, hohes Gefäß – die Füße müssen gut darin Platz haben – bis über die Knöchel mit angenehm warmem Wasser füllen, dessen Temperatur durch (vorsichtiges!) Zugießen von heißem Wasser langsam gesteigert wird. Die Temperatur muß für die Badedauer von etwa 10 Minuten als angenehm empfunden werden. Danach Beine und Füße abtrocknen und am besten Wollsocken anziehen.

Kaltwasserwickel – an Waden und Hals
Der *Wadenwickel,* eine sehr bewährte, leicht fiebersenkende Anwendung, ist angezeigt bei Temperaturen über 39 °C und gleichzeitig bestehender Unruhe. Er senkt das Fieber um 1/2 bis 1 °C und entlastet den Kopfbereich. Benommenheit, Unruhe und Kopfschmerzen reduzieren sich oder verschwinden, das Fieber wird nach unten abgeleitet, der Kopf wird wieder frei.

• Ein mehrfach in Längsrichtung zusammengefaltetes Leinentuch in kaltes Wasser (dem man einen Schuß Essig zusetzen kann) tauchen, es gut auswringen (es darf nicht mehr tropfen) und – glattgestrichen – um den Unterschenkel wickeln, darüber zunächst ein trockenes Leinentuch, das auf beiden Seiten das feuchte Tuch überlappen muß, dann ein Wolltuch, das nicht so breit sein sollte wie das Leinentuch, damit die Wolle auf der Haut des Fiebernden nicht stört. Dieser Wickel wird an beiden Unterschenkeln angelegt. Nach etwa 1/2 Stunde, wenn sie warm geworden sind, die Wickel abnehmen, die Beine gut abfrottieren. Wadenwickel können nach einer Stunde wiederholt werden. Wickeln Sie das Tuch immer straff um die Waden, lose Wickel sind wirkungslos und unangenehm auf der Haut. Damit sich Ihr Kind im Bett noch bewegen kann, können Sie ihm große Strümpfe über die Wickel ziehen.

Bei Angina (Halsentzündungen) ist ein *Halswickel* wirkungsvoll, ebenso bei Mumps (Ziegenpeter) und Lymphdrüsenschwellung am Hals. Er bewirkt eine stärkere Durchblutung und aktiviert krankheitsabbauende Prozesse.

Wasser und Wärme als heilsame Reize   53

• Ein mehrfach in Längsrichtung zusammengefaltetes
Leinentuch in kaltes Wasser tauchen, gut auswringen
und – glattgestrichen – um den Hals wickeln. Darüber
kommt zunächst ein trockenes Leinentuch, das auf
beiden Seiten das feuchte Tuch überlappen muß,
danach ein Wollschal, der nicht ganz so breit sein sollte
wie das trockene Tuch, damit die Wolle auf der Haut
nicht kratzt. Dem Wasser können Sie *essigsaure
Tonerde* (1 Eßlöffel) oder *Salz* (1 Teelöffel auf 1/4 Liter
Wasser) zusetzen. Auch der Halswickel darf nicht zu
locker gewickelt werden.
Nach 10 Minuten muß der Halswickel abgenommen
werden. Den Hals abtrocknen und einen Seidenschal
oder (wenn es vertragen wird) ein Wolltuch umwickeln. Der Halswickel kann nach einer Stunde
wiederholt werden.

Der Halswickel ist eine einfache, wirkungsvolle Anwendung

Spezielle Wickel für Brust, Bauch und Niere
Von den Brustwickeln ist der *Quarkwickel* am wirk-
samsten, der sich als wohltuend schleim- und
krampflösend erwiesen hat, vor allem bei Bronchitis
nach Erkältungskrankheiten und der spastischen
asthmatischen Bronchitis.
• Auf ein in Längsrichtung zusammengefaltetes
Frottiertuch, das danach breiter sein muß, als der
Brustumfang des Kindes, eine Windel legen, die größer
sein muß, so daß sie nach unten über das Frottiertuch
hinausragt. Auf die Windel zimmerwarmen, fettlosen,
frischen Quark streichen – 1 Zentimeter dick, etwa
10 Zentimeter hoch und so breit wie der Brustumfang
ist, so daß ein Säuregürtel (= Quarkgürtel) die Brust
des Kindes umschließt. Danach den nach unten
hängenden Windelteil nach oben schlagen, so daß er
den Quarkgürtel abdeckt. Das Kind wird auf den
solcherart vorbereiteten Wickel gelegt, die Windel und
das Handtuch werden um den Oberkörper gewickelt
und zusammengeheftet.
Dieser Wickel kann mindestens 1 Stunde liegenbleiben; wird er am Abend angelegt, sogar die Nacht über.
Die Kinder schlafen damit oft viel besser, schon deshalb, weil sie durch die rasch einsetzende Entkrampfung und Linderung des Hustens ihr oft bestehendes
Schlafdefizit aufholen können.

Quarkwickel:

• *Bei Bronchitis nach Erkältungen*
• *Bei asthmatischer Bronchitis*

Abends angelegt, kann der Quarkwickel über Nacht liegenbleiben

54 Natürliche Heilmittel

Zitronenwickel:

- *Bei Asthma*
- *Bei spastischer Bronchitis*

Der *Zitronenwickel* ist einfacher und beinahe genauso wirkungsvoll wie ein Quarkwickel. Er wirkt entkrampfend bei spastischer Bronchitis und bei Asthma.
- Auf ein Frottiertuch ein etwa 10 cm hohes, zuvor in puren Zitronensaft getauchtes feines Baumwolltuch legen – es muß so lang sein, daß es den Oberkörper umschließt. Das Kind wird auf das Baumwolltuch gelegt, der Wickel wird über der Brust zusammengebunden. Er kann stundenlang belassen werden.

Der heiße *Kartoffelwickel,* zur Hustenlinderung und Schleimlösung sehr wirkungsvoll, muß genau nach Vorschrift und vorsichtig angewendet werden; es besteht die Gefahr, Kinder damit zu verbrennen.
- Auf ein mehrfach in Längsrichtung zusammengefaltetes Frottiertuch, das danach breiter sein muß als der Brustumfang des Kindes, eine Windel legen, die größer sein sollte, so daß sie unten über das Handtuch hinausragt. Auf die Windel warme (nicht heiße!), etwas zerdrückte gekochte Kartoffeln streichen – auf eine Fläche von 10 x 25 cm, je nach Alter (= Größe) des Kindes. Danach den unteren Windelteil nach oben schlagen, so daß er die Kartoffeln abdeckt. Jetzt muß unbedingt nochmals die Temperatur der Kartoffeln mit dem Handrücken eine Minute lang geprüft werden! Erst danach wird das Kind auf den vorbereiteten Wickel gelegt, Windel und Handtuch werden um den Oberkörper gewickelt und zusammengeheftet. Achten Sie bitte darauf, daß die Kartoffeln nicht herausgedrückt werden, wenn sich das Kind hinlegt! Der Wickel kann etwa 20 Minuten liegenbleiben.

Kartoffelwickel:

- *Bei Husten*

Kamillenwickel:

- *Bei Erbrechen*
- *Bei Bauchschmerzen*
- *Bei Krämpfen*

Ein *Kamillen-Bauchwickel* hilft bei allen Magen-Darm-Störungen wie Erbrechen, Bauchschmerzen, Krämpfen.
- Ein mehrfach in Längsrichtung zusammengefaltetes Frottiertuch in gut warmen Kamillen-Tee (Rezept Seite 40) tauchen, eventuell die abgeseihten Kamillenblüten dazwischen legen und – so warm, wie es das Kind verträgt (nicht übertreiben!) – im Schmerzbereich mit einem etwas größeren Wolltuch fixieren. Zur Wirkungssteigerung kann man eine Wärmflasche auflegen. Der Wickel bleibt etwa 1/4 Stunde liegen, er kann nach einer Stunde wiederholt werden.

Bei allen Bauchwickeln gilt, daß ihr Druck als unangenehm empfunden werden kann – in diesen Fällen muß man auf diese Anwendung verzichten. Bitte legen Sie alle warmen Bauchwickel, vor allem im Unterbauchbereich, erst nach Rücksprache mit dem Arzt auf, da bei einer Blinddarmentzündung lokale Wärme fehl am Platze wäre.

Bei akuter Nierenentzündung hilft ein *Nierenwickel:*
- Er wird getränkt mit Ackerschachtelhalm-Tee (Rezept: 1 bis 2 Teelöffel Kraut pro Tasse mit heißem Wasser übergießen, nach 1/2 Stunde abgießen) und im Bereich der Nieren so angelegt wie der Bauchwickel.

Bei akuten Ohrenschmerzen ist ein *Zwiebelwickel* sehr wirkungsvoll. Der Ohrenwickel ist als erste Hilfe zu empfehlen, bevor der Arzt kommt, weil er dem Kind Schmerzfreiheit ohne Zäpfchen beschert.
- Rohe Zwiebeln kleinhacken, in ein Taschentuch einwickeln, das man auf das schmerzende Ohr legt und mit einem schräg über den Kopf geführten Handtuch festbindet. Zur Wirkungssteigerung kann sich das Kind mit dem umwickelten kranken Ohr auf eine Wärmflasche legen. Mit der Wärme dringen die heilenden Zwiebeldämpfe noch intensiver ins Ohr.

Umschläge, Kompressen, Auflagen
Besser als ein Wickel hilft in manchen Fällen ein Umschlag oder eine Kompresse, so zum Beispiel bei einem Ekzem. Eine alte Regel lautet: Feuchte Ekzeme sollen feucht behandelt werden. Es empfehlen sich in einem solchen Fall körperwarme *feuchte Umschläge* mit Stiefmütterchen-Tee (Rezept Seite 42). Man kann dem Tee 2- bis 5prozentigen Eichenrindenextrakt zusetzen; die gerbende Wirkung fördert das Trockenwerden des nässenden Ekzems.
Die Umschläge müssen über Stunden liegen bleiben und feucht gehalten werden, am besten feuchten Sie die Tücher immer wieder mit dem warmen Tee an. Dabei müssen Sie darauf achten, daß die entsprechende Körperstelle durch die Feuchtigkeit nicht unterkühlt; Sie können zusätzlich eine *Heizsonne* oder *Rotlicht* aufstellen (Abstand der Wärmequelle zum

■ Den Arzt fragen

Ackerschachtelhalm-Wickel:

- *Bei Nierenentzündungen*

Zwiebelwickel:

- *Bei Ohrenschmerzen*

Der Zwiebelwickel muß gut sitzen und wird am besten mit einem schräg über den Kopf geführten Tuch befestigt.

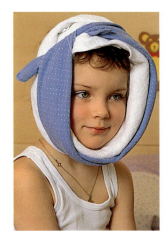

56 Natürliche Heilmittel

Feuchte Umschläge:

• *Bei nässenden Ekzemen*

Heublumen-Säckchen:

• *Bei Gelenkentzündungen*
• *Bei Darmkrämpfen*

**Kompressen und
Salben-Auflagen:**

• *Bei Prellungen*
• *Bei Verstauchungen*

Umschlag: 120 cm). Setzen Sie gegebenenfalls mit der Anwendung aus, bis die Hauttemperatur wieder normal ist. Nicht mit Plastikfolie abdecken!

Auch das *Heublumen-Säckchen* als Auflage ist eine sehr wirkungsvolle Anwendung, vor allem bei Gelenkentzündungen, aber auch als Leibauflage bei Darmkrämpfen, hier jedoch muß darauf geachtet werden, daß das Heublumen-Säckchen nicht zu schwer ist.
• In der Größe der zu behandelnden Stelle müssen Sie sich einen Sack aus grobem Leinen nähen, den Sie 5 bis 8 cm dick mit Heublumen füllen, danach zunähen, in einem Topf mit siedendem Wasser übergießen und etwa 15 Minuten lang darin liegenlassen. Den Topf gut zudecken, damit die Wirkstoffe nicht verdampfen. Danach den Heublumen-Sack aus der noch heißen Flüssigkeit herausnehmen und gut auspressen (am besten zwischen zwei Brettern). Den ausgepreßten Heublumen-Sack in ein Leinentuch einschlagen, Säckchen und Tuch auf die erkrankte Stelle legen, das Ganze so mit einem Wolltuch umwickeln, daß es dem Körper fest anliegt. Sehr wichtig: Die Temperatur soll etwa 42 °C betragen. Der Heublumen-Sack bleibt 1 bis 1 1/2 Stunden liegen, vorausgesetzt, er ist so lange ausreichend warm. Sie können das Heublumensäckchen auch im Backofen oder im Wasserdampf (am besten in einem Einmachtopf) erwärmen; das dauert nur 5 bis 10 Minuten; das Säckchen nicht auspressen.

Kompressen, beispielsweise mit Arnika-Essenz, sind sehr wirkungsvoll bei Prellungen und Verstauchungen.
• Arnika-Essenz im Verhältnis von 1:9 mit Wasser verdünnen. In die körperwarme Lösung einen Leinenlappen tauchen, leicht auswringen und tagsüber auf die verletzte Stelle legen. Bitte nicht mit Plastikfolie abdecken! Die Kompresse kann durch Übergießen feucht gehalten werden.
Auch *Salben-Auflagen* sind wirkungsvoll.
• 10%ige Arnika-Salbe etwa 1 Millimeter dick auf einen Leinenlappen streichen, ihn auf der verletzten Stelle befestigen durch Umwickeln mit einer Mullbinde.
Für unterwegs: *Arnika-Wundtuch* (Firma Wala).

Die Inhalation

Eine Inhalation von Kamillendampf ist besonders geeignet und bewährt bei chronischem Schnupfen, Nebenhöhlenerkrankungen und Luftröhrenkatarrh.
• In einer Schüssel 1 Eßlöffel Kamillenblüten mit 1 Liter kochendem Wasser überbrühen; nach 2 bis 3 Minuten ist das Inhalat gebrauchsfertig. Die Schüssel auf einen nicht zu hohen Tisch stellen, der kleine Patient setzt sich davor und beugt den Kopf über das dampfende Gefäß – zunächst mit größerem Abstand, später, bei Abnahme der Temperatur, immer dichter. Damit der Dampf konzentriert bleibt und nicht zu rasch abkühlt: Schüssel und Kopf des Patienten dicht mit einem Badetuch umschließen. Achten Sie bitte darauf, daß Ihr kleiner Patient nicht herumzappelt – der Sud ist sehr heiß und eine Verbrühung überaus schmerzhaft. Die Inhalationen 1- bis 2mal täglich durchführen, aber höchstens 3 bis 5 Tage lang; sie können auf Dauer austrocknend wirken.

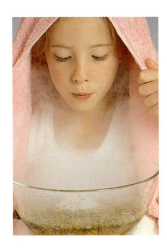

Decken Sie ein großes Tuch über Kopf und Schüssel, damit der Dampf nicht entweichen kann.

Der Einlauf

Diese Anwendung ist die von mir am häufigsten verordnete. Die Wirkung ist frappierend bei hohem Fieber, Kopfschmerzen, allgemeinem Unwohlbefinden, Erbrechen und Durchfall. Bei hohem Fieber wirkt der Einlauf fiebersenkend um etwa 1 °C, so daß Begleiterscheinungen wie Benommenheit und Unruhe abgeschwächt werden und der Nachtschlaf meistens gewährleistet ist. Bei Fieber und Verstopfung wird der Einlauf zimmerwarm angewendet, bei Erbrechen und Durchfällen, also einer gewissen inneren Austrocknung, gut lauwarm. Am besten verwenden Sie Kamillen-Tee (Rezept Seite 40). Ist eine Flüssigkeitszufuhr angezeigt, dann setzen Sie dem Tee eine Prise Salz zu.
• Gummiklistier (oder Irrigator) mit Tee füllen – beim Säugling 70 bis 100 ccm, bei Kleinkindern bis 250 ccm, bei größeren Kindern bis zu 500 ccm –, die Spitze mit etwas Salbe versehen, Klistier in den After einführen, den Ball mit kräftigem Druck entleeren – so gelangt die Flüssigkeit weit in den Darm hinein. Der Einlauf kann täglich bis zu viermal wiederholt werden. Fast alle Kinder sträuben sich das erste Mal dagegen, sind aber immer von der Wirkung überrascht und

■ **Akutmaßnahme**

Machen Sie einen Einlauf:

• *Bei hohem Fieber*
• *Bei Kopfschmerzen*
• *Bei Unwohlsein*
• *Bei Erbrechen*
• *Bei Durchfall*
• *Bei Verstopfung*

58 Natürliche Heilmittel

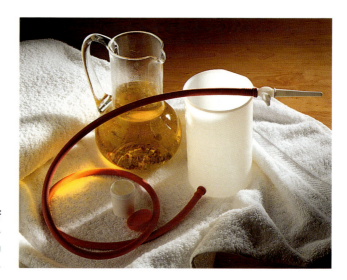

Für einen Einlauf nehmen Sie zimmer- bis lauwarmen Kamillen-Tee.

machen im Wiederholungsfall keine Schwierigkeiten. Bei hohem Fieber ist der Einlauf nach meiner Erfahrung wirksamer als Wadenwickel und wird, wenn er einmal bekannt ist, von den Kindern auch bevorzugt.

Sonne – Luft – Bewegung

Keine intensiven Sonnenbäder, aber viel Bewegung im Freien

Unbestreitbar ist Sonne, also das Licht, ein Heilfaktor. Doch die launische Wetterlage unserer Breiten vereitelt die Durchführung einer systematischen Sonnenbadekur. So gilt es, die Sonnentage sinnvoll auszunutzen, also die Kinder zum Spielen ins Freie zu schicken, sobald die Sonne scheint. Intensive Sonnenbäder allerdings schaden mehr, als sie nützen, da ein Zuviel an Lichtstrahlen nicht nur die Haut attackiert, sondern die empfindlichen Zellen des Gehirns und der Gehirnhäute zu entzündlichen Reaktionen reizen kann. Das sollten Sie auch bedenken,

In den Ferien ans Meer oder ins Gebirge?
Grundsätzlich kann gesagt werden, daß sich zarte, nervöse oder sehr sensible Kinder weder am Meer noch im höheren Gebirge wohlfühlen und erholen werden, für sie ist die stärkende, beruhigende Wirkung des Waldes, beispielsweise im Schwarzwald, vorzuziehen. Und noch etwas: Auch die Eltern sollen am Erholungsort zufrieden sein; ein grantelnder Vater am Meer, der von einem Urlaub im Gebirge träumt, stört erheblich die Erholung des Kindes.

wenn Sie mit Ihren Kindern am südlichen Meer oder im Hochgebirge sind. Lassen Sie sich durch kosmetische Effekte nicht blenden. Genießen Sie alle die wärmende Sonne mit Sinn und Verstand. Seien Sie vor allem dann vorsichtig, wenn Ihr Kind gerade eine Krankheit hinter sich hat.

Luftbäder kommen in der Regel nur in Erholungsheimen oder Sanatorien zur Anwendung. Täglich langsam zunehmende Bewegung im Freien zur Erhöhung der Abwehrkraft wird dem natürlichen motorischen Drang der Kinder eher gerecht; verbunden mit einem Klimawechsel, ist der Heileffekt größer.

Symbioselenkung

Der Mensch und die Bakterien bilden eine natürliche Lebensgemeinschaft, eine Symbiose. Vor allem in der Mund-, Haut- und Darmflora sind gesunde, lebenswichtige Bakterien angesiedelt. Fehlerhafte Lebensweise, Umweltbelastung durch Gift, Mißbrauch von Medikamenten stören das normale Gleichgewicht zwischen Mensch und Bakterien. Sichtbar wird diese fehlende Symbiose in Störungen des Verdauungssystems wie Verstopfung oder immer wiederkehrenden (rezidivierenden) Durchfällen, Blähungen, Völlegefühl, in einer chronischen Infektanfälligkeit vor allem der oberen Luftwege als sichtbarer Störung des lymphatischen Systems und in einer vermehrten Neigung zu allergischen Reaktionen wie Ekzem und Asthma.

Wenn das Gleichgewicht mit lebenswichtigen Bakterien gestört ist

Die gesunde Funktion des Organismus wiederherstellen

Ziel der Symbioselenkung ist die Aufhebung dieser Dysbiose im gesamten Darmbereich, das bedeutet Wiederansiedlung natürlicher, gesunder (= physiologischer) Bakterien. Durch stufenweise Verabreichung von lebendigen Bakterienpräparaten, der Symbioflora, bei Einhaltung einer Vollwert-Ernährung (Seite 28) erreichen wir die Harmonisierung gestörter Symbiose, damit die Wiederherstellung gesunder Funktionen und der natürlichen Abwehrmechanismen. Das kurmäßige Vorgehen bestimmt der darin geschulte Arzt.

Bakterien wieder ansiedeln

■ **Den Arzt fragen**

Natürliche Behandlung

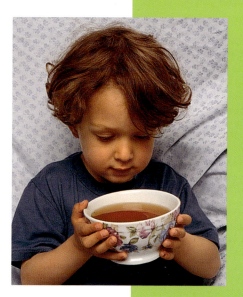

Schnupfen, Masern, Durchfall oder seelische Störungen – im Lauf der Jahre stehen Kinder viele verschiedene Erkrankungen durch.
In diesem Kapitel beschreibe ich Ihnen die Symptome der häufigsten Krankheiten, nenne Ihnen die richtigen Heilmittel, sage Ihnen, worauf es bei der Pflege des kranken Kindes ankommt, und wann Sie den Arzt aufsuchen sollten.

Die Pflege des kranken Kindes

Als Mutter übernehmen ja meist Sie die Pflege Ihres Kindes. Bei aller Sorge, die Sie über die Krankheit erfüllt, gilt: Je ruhiger und gelassener Sie die Pflege gestalten, desto segensreicher wirkt sie sich aus. Ihre Liebe darf sich nicht in Übertreibungen und unnatürlichem, oft schädlichem Verwöhnen äußern, sondern in sachlicher Aufmerksamkeit. Eine gedrückte Stimmung ist nicht förderlich für die Gesundheit.

Gespräche über den Patienten dürfen Sie in seinem Beisein niemals im Flüsterton führen; entweder Sie sprechen in normaler Lautstärke, oder Sie gehen in ein anderes Zimmer. Mit dem Arzt besprechen Sie Ihre Beobachtungen am besten vor oder nach der Untersuchung, nicht in Gegenwart des Kindes.

Die Umgebung eines akut erkrankten, hoch fiebernden Kindes, das ja oft nicht »ganz da« ist, muß so ruhig wie möglich sein, da das Kind in seinem Zustand viel schreckhafter und erregbarer ist als sonst. Es versteht sich von selbst, daß man Absonderlichkeiten, Aggressivität, Gereiztheit, außergewöhnlichen Wünschen des Kindes mit Liebe und Geduld begegnet. All das kann Ausdruck der Krankheit sein.

Im Krankenzimmer ist für genügend Wärme zu sorgen, es soll angenehm warm, aber nicht überhitzt sein, außerdem sollte stündlich mindestens 10 bis 15 Minuten gelüftet werden. Frische Luft beschleunigt den Heilungsvorgang.

Ist der Höhepunkt der Krankheit überschritten und kehren die Lebenskräfte zurück, dann hängt es viel von Ihrem Geschick ab, ob die Rekonvaleszenz sich verkürzt. Generell gilt: Langsam geht es schneller! Also nicht zu früh aufstehen lassen. Und mit dem Essen maßvoll sein; es ist falsch anzunehmen, daß kräftige Kost jetzt am Platze sei. Einige Fiebertage wirken stärker als eine Fastenkur, so daß wir auch in der Rekonvaleszenz die Nahrung sorgfältig wieder aufbauen müssen.

Zeit für Geschichten
Vertreiben Sie Langeweile bitte nicht durch Radio oder Fernsehen. Jetzt ist der richtige Zeitpunkt zum

---

Wichtig für die Genesung:

- *Ruhe und Zuwendung*
- *Wärme und frische Luft*
- *Langsame Rekonvaleszenz*

Nicht zu früh aufstehen lassen

Erzählen oder Vorlesen von Geschichten und Märchen. Lassen Sie das Kind in dieser Phase der körperlichen Ruhe seinen eigenen Gedanken und Neigungen nachgehen. Die Phantasie schafft oft wunderbare Gebilde.

Der Phantasie freien Lauf lassen

Ein Beispiel: Anläßlich eines Krankenbesuches bei einem »armen« vierjährigen Kind reicher Eltern, das viele Spielsachen, sogar ein Eisenbahnzimmer besaß, überließ ich ihm den Holzspatel, mit dessen Hilfe ich den Rachen inspiziert hatte. Am nächsten Tag erzählte mir das Kindermädchen, daß der Bub seither nur mit diesem Spatel gespielt habe, mal war es ein Schiff, dann ein Schwert und vieles andere mehr. Dieses einfache Ding war über lange Zeit zum einzigen Spielzeug geworden, weil es dem Kind ermöglichte, seiner brachliegenden Phantasie freien Lauf zu lassen.

Wann ist eine Selbstbehandlung möglich?

Sie können selbst behandeln:

- *Zur Vorbeugung*
- *Unterstützend bei Krankheit*
- *Bei harmlosen Erkrankungen*
- *Im Notfall als Sofortmaßnahme und Erste Hilfe*

Sprechen Sie mit Ihrem Arzt

Die folgenden Erläuterungen, die sich auf alle in diesem Buch beschriebenen Krankheiten beziehen und als Richtlinien zu verstehen sind, zeigen auf, in welchen Krankheitssituationen Eltern die naturgemäße Behandlung ihres Kindes selbst durchführen können.
- Im krankheitsfreien Intervall, um Infektionsanfälligkeit, Allergieneigung, Lymphatismus und auch die Neigung zu Polypenbildungen positiv zu beeinflussen.
- Bei allen akuten Erkrankungen als Sofortmaßnahme, bevor der Arzt aufgesucht werden kann.
- Bei bestehenden Krankheiten als flankierende Maßnahmen zur ärztlichen Behandlung – und vor allem im Einverständnis mit dem Arzt.
- Bei harmlosen Bagatellunfällen mit leichten Verletzungen, bei beginnenden, noch undramatischen Erkältungen, zum Beispiel einem akuten Schnupfen, bei leichten Schlafstörungen, bei verdorbenem Magen.
- Auch dann einmal, wenn kein Arzt zur Verfügung steht – also nur im Sinne einer Ersten Hilfe.
Ich möchte Ihnen ins Gedächtnis zurückrufen, was ich als Erläuterung des Begriffes »Krankheit« ausgeführt habe (Seite 5): Die Unterdrückung der Krankheit, die Beseitigung von Bakterien sind nicht Sinn unseres

Behandelns. Wir sehen die Krankheit als Krise im gesamten menschlichen Bereich, sie stellt also eine notwendige Phase in der Entwicklung des Menschen dar. Mit Hilfe unserer Schontherapie versuchen wir, diese Phase zu überwinden und gleichzeitig die gesunde Gesamtentwicklung zu festigen und zu fördern. Also nicht der Kampf gegen die Erreger, sondern die sinnvolle Anpassung unseres Organismus an die vielen »guten« und die »schädlichen« Mikroorganismen ist das Ziel unserer Behandlung.

Alle angegebenen homöopathischen Mittel (beim Kauf bitte die Potenz genau angeben – beispielsweise D6, D12), die Komplex- und Kombinationspräparate, Öle, Salben, Puder, Einzel-Teedrogen und die fertigen Tees sowie alle Utensilien, die Sie zur Behandlung benötigen, bekommen Sie in der Apotheke, die Teemischungen werden Ihnen dort zusammengestellt.

TIP

Die notwendigen Medikamente für akute Situationen sind in einer handlichen und preiswerten »homöopathischen Taschenapotheke« in Ihrer Apotheke erhältlich oder zu bestellen.

Erkältungskrankheiten

Akute fieberhafte Erkältung

Zwei Maßnahmen haben auf jeden Krankheitsprozeß, vor allem auf akute, fieberhafte Erkältungen, einen wohltuenden Einfluß: Ruhe und Wärme. Dazu kommen die Reduzierung der Nahrungszufuhr und der Einsatz entsprechender Tees. Mit diesen Anwendungen – eventuell ergänzt durch eine Darmreinigung zur Stoffwechselentlastung (Seite 57) – sind Sie schon mitten in einer erfolgreichen Infekttherapie.

Das deutlichste erste Erkältungszeichen ist in der Regel das Fieber. Welches Medikament als Sofortmaßnahme geeignet ist, richtet sich nach den beobachteten Symptomen.

Immer wieder werden Sie, besonders anfänglich, vor dem Problem stehen, die richtige homöopathische Arznei aus den Symptomen Ihres Kindes zu erkennen. In solchen Fällen gibt es einige gute Kombinationen aus verschiedenen Einzelmitteln, zum Beispiel *Ferrum phosphoricum compositum* Globuli (Weleda) zu Beginn von Infekten und Erkältungen; *Agropyron compositum* Globuli (Wala) bei Grippe mit Neigung zu Stirnhöhlenkatarrh, *Gelsemium compositum* Globuli

Bei jeder Krankheit wichtig:

- *Ruhe*
- *Wärme*
- *Tee*
- *Wenig Nahrung*

In Zweifelsfällen: Kombinationspräparate

(Wala), wenn mehr Neuralgien (Kopfschmerzen) im Vordergrund stehen; *Nisylen* Tropfen (DHU) bei Erkältung mit Bronchitis. Dosierung (je nach Alter) wie auf den Beipackzetteln angegeben.

Bei hohem Fieber

Aconit:
Plötzliches hohes Fieber, Angst, kein Schweiß, aber Durst

Aconit D6 – plötzliches, also innerhalb von Stunden ansteigendes Fieber, die Erkältung ist ausgelöst durch kalten, trockenen Wind, plötzlichen Frosteinbruch; das Kind ist ängstlich, furchtsam und sehr unruhig, seine Haut ist blaß oder rot, doch immer trocken, trotz des hohen Fiebers fröstelt es; es verlangt nach viel kalter Flüssigkeit (Aconit ist ein Wintermittel):
• 50 Tropfen (Weleda) oder 50 Globuli (DHU, Wala) auf ein Glas Wasser, davon viertelstündlich einen Schluck. Tritt Schweißausbruch ein, wirkt Aconit nicht mehr.

Belladonna:
Plötzliches hohes Fieber, Heftigkeit, Schweiß, kein Durst

Belladonna D6 – heftiges, plötzlich und meist abends auftretendes Fieber, rotes, heißes Gesicht und kalte Füße, starkes Schwitzen – Kind »dampft«; es ist erregt, aggressiv, hat wilde Fieberträume, ist überempfindlich gegen Berührung und Erschütterung (mag keine Wickelanwendungen!); es hat keinen Durst; Belladonna ist auch angezeigt, wenn das Fieber plötzlich nach einem heißen Tag, auch nach einer längeren Reise auftritt:
• 50 Tropfen (Weleda) oder 50 Globuli (DHU, Wala) auf ein Glas Wasser, davon viertel- bis halbstündlich einen Schluck.

Wenn das Fieber allmählich ansteigt:

Ferrum phosphoricum:
Langsam steigendes hohes Fieber, trockener Husten

Ferrum phosphoricum D6 – für blasse Kinder, die jetzt im Fieberstadium ihre Farbe wechseln; sie frieren leicht; sie verhalten sich ganz ruhig im Bett, da sich der meist sofort auftretende trockene, schmerzhafte Husten bei Bewegung verschlimmert; nicht selten haben sie auch Ohrenschmerzen:
• Stündlich 1 Tablette oder 5 Globuli.

Tropfen und Tabletten mit Wasser einnehmen.

Bei langsam ansteigendem, mäßigem Fieber
Das Fieber bewegt sich zwischen 38 und 38,5 °C:
Eupatorium perfoliatum D6 – das Fieber ist morgens höher als abends, auch das Gefühl der Zerschlagenheit, Mattigkeit und Schmerzempfindlichkeit der Augen sind morgens stärker als abends; Schnupfen und

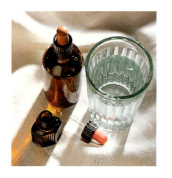

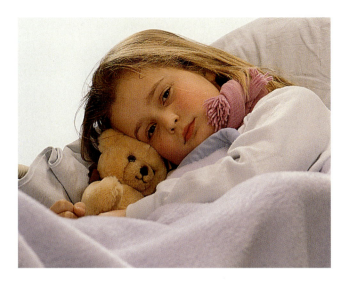

Ein krankes Kind spürt, daß die Bettruhe ihm hilft, gesund zu werden – nicht nur bei Fieber.

Husten treten gleichzeitig auf, außerdem besteht Durst auf kalte Getränke; oft tritt Erbrechen auf, nach dem sich das Kind wohler fühlt:
• 50 Tropfen (Weleda) oder 50 Globuli (DHU, Wala) auf ein Glas Wasser, halbstündlich.

Gelsemium D6 – das Kind ist auffällig benommen, hat ein großes Schlafbedürfnis, Gliederschmerzen, Frösteln und Zittern, ein Schwächegefühl, aber keinen Durst; alles ist am Nachmittag schlimmer; Wärme wird als unangenehm empfunden (Gelsemium ist mehr ein Sommermittel, im Winter hilft es bei Tauwetter oder Föhn nach einer Frostperiode):
• 5 Tropfen (Weleda) oder 5 Globuli (DHU, Wala) auf einen Schluck Wasser, alle zwei Stunden.

Mäßiges Fieber, nachmittags schlimmer

Schnupfen

Der so lästige Schnupfen, der schon bei Säuglingen vorkommt, kann das Allgemeinbefinden erheblich beeinträchtigen. Zudem birgt er die Gefahr, nach unten zu rutschen und mit einer fieberhaften Bronchitis zu enden. Wenn er mit Fieber einhergeht, erfolgt die Behandlung, wie bei fieberhaften Erkältungen angegeben (Seite 63). Schnell kann sich ein Schnupfen zu einem Husten, einer Bronchitis oder Nasennebenhöhlenentzündung ausweiten, deswegen dürfen Sie eine »laufende« Nase niemals ignorieren.

Natürliche Behandlung

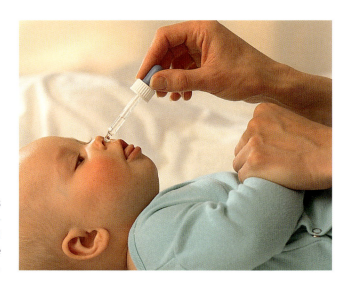

Geben Sie Ihrem Kind als Nasentropfen eine Kamillenlösung, sie hilft bei verstopfter Nase ohne die Schleimhäute anzugreifen.

Warnen möchte ich vor Nasentropfen, die eine rasch abschwellende Wirkung haben. Häufig angewandt, führen sie zur Degeneration der Nasenschleimhaut, die der Beginn einer chronischen Nebenhöhlenerkrankung sein kann. Bei verstopfter Nase geben Sie statt dessen eine *Kamillenlösung:*
- Sie kochen wenig, aber sehr starken Kamillen-Tee (auf 1/4 Tasse kochendes Wasser einen gehäuften Teelöffel Kamillenblüten, 5 Minuten ziehen lassen, danach abseihen) und lösen in dem noch heißen Tee so viel Zucker wie möglich auf. Von dieser klebrigsüßen Lösung führen Sie einige Tropfen mit einer Pipette in die Nase ein, beim Säugling zweckmäßigerweise vor dem Füttern, um ihm das Trinken zu erleichtern. Außerdem steht Ihnen ein milder *Nasenbalsam* (Wala) zur Verfügung. Zieht der Schnupfen sich in die Länge, dann hilft ein *Kopfdampfbad* mit Kamillendampf – ein- bis zweimal täglich angewandt (Seite 57).

Homöopathische Medikamente, die helfen
Bei verstopfter Nase, vor allem nachts:
- *Sambucus D3,* pro Mahlzeit 5 Tropfen (Weleda) oder 5 Globuli (DHU) (Brustkindern zusammen mit etwas abgedrückter Muttermilch auf dem Löffel geben).
Bei Beginn jeden Schnupfens:
- *Luffa D6,* fünfmal täglich 1 Tablette.

Bei laufender Nase mit meist wäßriger Absonderung, bei häufigem Niesen und gerötetem (gereiztem) Naseneingang:
• *Allium cepa D6,* fünfmal täglich 5 Tropfen (Weleda) oder 5 Globuli (DHU, Wala).
Bei Absonderung von grüngelblichem Sekret:
• *Natrium sulfuricum D6,* fünfmal täglich 5 Tropfen (Weleda) oder 5 Globuli (DHU).
Eine wunderbar heilende Wirkung bei chronischem Schnupfen, vor allem bei Säuglingen und kleinen Kindern, hat die *Blüten-Notfallsalbe* nach Dr. Bach. Sie wird auf Anregung des englischen Arztes aus frischen Wildblüten verschiedener Pflanzen, Sträucher und Bäume hergestellt. Bitten Sie Ihren Apotheker, die Salbe beim Bach-Centre, M. Scheffer, Eppendorfer Landstraße 32, 20249 Hamburg, zu bestellen.
• Blüten-Notfallsalbe zweimal täglich einreiben – von der Nasenwurzel zwischen den Augenbrauen über die Nase, seitlich der Nase und auf beiden Wangen.

Hilfe bei Schnupfen

Nasennebenhöhlenentzündung
Besteht eine Neigung zu Entzündungen der Nasennebenhöhlen oder will ein gewöhnlicher Schnupfen nicht weichen, hilft, täglich ein- bis zweimal, eine *Nasenspülung.*
• In einer Tasse lauwarmem Wasser eine größere Messerspitze Salz auflösen (Meer- oder Emsersalz), einige Tropfen Calendula-Essenz oder auch Schwedenkräuter beigeben. Die Flüssigkeit durch die Nase so stark aufziehen, daß sie bis in den Rachen gelangt. Zunächst wird Ihr Kind würgen und ächzen, doch nach kurzer Zeit wird es im »Nase-Hochziehen« eine erstaunliche Fertigkeit entwickeln; die angenehme Wirkung auf das »Nasenunwohlsein« garantiert, daß es diese Maßnahme regelmäßig durchführt.
Die Nasenspülung ist wirkungsvoller als die Inhalation mit Kamillendampf. Auch Überwärmungsbäder (Seite 50) im akuten und im chronischen Stadium sind anzuraten.
Lokale Maßnahmen: Einbringen einer Salbe aus Berberitze und Schlehe (*Unguentum Berberis/Prunus,* Weleda) in die Nase oder *Nasenbalsam* (Wala). Auch Einsprühen von *Euphorbium compositum Nasenspray*

■ **Vorbeugend**

Nasenspülungen mit Salzwasser

Nasensalbe, Spray, Fußbäder

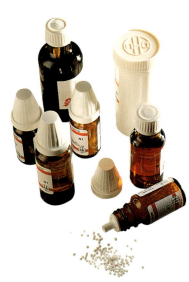

Homöopathische Mittel gibt es als Globuli, Tabletten und Tropfen.

Vorbeugen!

Brustwickel, Überwärmungsbäder, Heilpflanzentees

(Heel). Das Einatmen von Meerrettichdämpfen oder das Meerrettichessen wird von Kindern verständlicherweise meist abgelehnt, die gute Wirkung allerdings steht außer Zweifel. Bei chronischen Formen neben dem erwähnten Überwärmungsbad auch täglich ansteigende Fußbäder mit Senfmehlzusatz (Seite 51). Sehr hilfreich ist auch die Anwendung der *»Siemens«-Nasendusche*.

Homöopathische Medikamente, die helfen
Wenn vor allem die Stirnhöhlen betroffen sind und meist dick eitriges Sekret abgesondert wird:
• *Cinnabaris D6,* fünfmal täglich 1 bis 2 Tabletten.
Sitzen die Schmerzen mehr in den Kieferhöhlen:
• *Mercurius bijodatus D4,* fünfmal täglich 1 Tablette.
Bei zähem, fadenziehendem Sekret:
• *Kalium bichromicum D6,* fünfmal täglich 5 Tropfen (Weleda) oder 5 Globuli (DHU).
Wenn Sie aus Erfahrung wissen, daß bei Ihrem Kind jede Erkältung als Nebenhöhlenentzündung endet, dann geben Sie ihm von Beginn der Erkältung an
• *Kalium bichromicum D12,* einmal täglich 5 Tropfen.
Auch Komplexmittel stehen zur Verfügung:
• *Cinnabaris-Ptk.* (DHU) – fünfmal täglich 2 Tabletten; *Sinfrontal* (Müller-Göppingen) – fünfmal täglich 2 Tabletten; *Sinuselect* (Dreluso) – fünfmal täglich 7 bis 10 Tropfen (bei älteren Kindern).
Bei Neigungen zu Nasennebenhöhlenentzündungen versuchen Sie bitte, im krankheitsfreien Intervall einerseits die Nasenspülungen (Seite 67) bei Ihrem Kind fortzusetzen, andererseits die Schleimhäute zu stärken durch das Präparat *Sinupret* (Bionorica), eine phytotherapeutische Komposition, die eine heilende Wirkung auf alle Schleimhäute ausübt (Dosierung wie auf dem Beipackzettel angegeben).

Husten und Bronchitis

Wenn der Husten von Fieber begleitet ist, geben Sie die unter fieberhaften Erkältungen beschriebenen Medikamente (Seite 63). Wenn er ohne Fieber verläuft, helfen Brustwickel mit Schmalz, Quark oder warmen Kartoffeln (Seite 53, 54); auch Überwärmungsbäder sind zu empfehlen (Seite 50).

Teemischungen bei Husten

Mischung I	Huflattichblätter 20,0 Fenchelfrüchte 10,0 Thymiankraut 20,0	Zubereitung 1
Mischung II (bei fieberhafter Bronchitis)	Huflattichblätter 20,0 Fenchelfrüchte 10,0 Thymiankraut 20,0 Holunderblüten 10,0 Lindenblüten 10,0	Zubereitung 1
Mischung III (bei Kitzel- oder Reizhusten)	Anisfrüchte 10,0 Eibischwurzel 10,0 Holunderblüten 10,0 Schlehenblüten 30,0	Zubereitung 2

Zubereitung 1	2 Teelöffel der Mischung mit 1/4 Liter kochendem Wasser übergießen, etwa 10 Minuten ziehen lassen, abseihen.
Zubereitung 2	1 Teelöffel der Mischung mit 1/4 Liter kochendem Wasser übergießen, 5 Minuten ziehen lassen, abseihen.

Hustentees (Übersicht oben)
Über den Tag verteilt schluckweise 3 Tassen warmen Tee: bei Husten Mischung I, bei fieberhafter Bronchitis Mischung II. Bei Kitzel- oder Reizhusten zwei- bis dreimal täglich 1 Tasse Mischung III.

Homöopathische Medikamente, die helfen
Wenn der Husten mit Schnupfen begann:
• *Sticta pulmonaria D8,* dreimal täglich 10 Tropfen (Weleda) oder 10 Globuli (DHU).
Bei trockenem, schmerzhaftem Husten (Kind muß sich vor Schmerz beim Husten die Brust halten):
• *Bryonia D6,* fünfmal täglich 5 Tropfen (Weleda) oder 5 Globuli (DHU, Wala).

Beobachten Sie die Symptome

70 Natürliche Behandlung

Bei rasselndem Husten mit schwer löslichem Schleim:
- *Tartarus stibiatus D4,* fünfmal täglich 1 Messerspitze.

Bei fast pausenlosem Husten, der nachts besonders schlimm ist:
- *Rumex D6,* stündlich 5 Tropfen (Weleda) oder 5 Globuli (DHU).

Bei lang anhaltenden Hustenattacken, die mit langen hustenfreien Perioden wechseln; nachts schlimmer:
- *Cuprum arsenicosum D8,* zweistündlich 5 Tropfen (Weleda) oder 5 Globuli (DHU).

Bei Kindern mit Neigung zu immer wiederkehrendem Husten (»anfällig auf der Lunge«) den Winter über
- *Meteoreisen/Phosphor/Quarz* (Wala) je nach Alter 3 bis 5 bis 7 bis 10 Globuli täglich geben.

Der Pseudokrupp

Trockener, bellender Husten mit Atemnot, der Pseudokrupp, tritt meist unerwartet nachts auf. Wenn Ihr Kind dafür anfällig ist, geben Sie ab Anfang September (der nebelige Herbst fördert die Attacken) vorbeugend folgende Mittel – und zwar gleichzeitig:

Vorbeugend ■

Spongia D12 – einmal täglich 5 Tropfen (Weleda) oder 5 Globuli (DHU) morgens;
Rumex D12 – einmal täglich 5 Tropfen (Weleda) oder 5 Globuli (DHU) mittags;
Aconit D12 – einmal täglich 5 Tropfen (Weleda) oder 5 Globuli (DHU) abends.

Im akuten Anfall geben Sie alle 5 Minuten im Wechsel

Akutmaßnahme ■

Spongia D6 – 5 Tropfen (Weleda) oder 5 Globuli (DHU);
Rumex D6 – 5 Tropfen (Weleda) oder 5 Globuli (DHU);
Sambucus D6 – 5 Tropfen;
Apis D6 – 5 Tropfen (Weleda) oder 5 Globuli (DHU).

Mit Kamillendampf die Luft befeuchten

Tritt danach Erleichterung ein, dann vergrößern Sie die Einnahmeabstände – also geben Sie nicht mehr alle 5 Minuten diese Medikamente, sondern alle 10, 20 und so weiter. Gleichzeitig sollten Sie Kamillen-Tee (Rezept Seite 40) im Zimmer verdampfen lassen. Fast immer kann mit dieser Behandlung die Verabreichung von Cortison vermieden werden. Im Extremfall jedoch dürfen Sie nicht vor dem Cortisonzäpfchen (Rectodelt) zurückschrecken.

Erkältungskrankheiten 71

Akute Ohrenentzündung

Bei Ohrenentzündungen, die meist plötzlich oder als Folge einer Erkältung auftreten, als erste Maßnahme: *Zwiebelwickel mit Wärmflasche* (Seite 55), er bleibt etwa eine halbe Stunde liegen. Dann Ohrentropfen:
• *Oleum aconiti* (Wala), dreimal täglich 3 Tropfen in jedes Ohr, oder 2 bis 3 Tropfen Zitronensaft.
Da die richtige Auswahl einzelner Homöopathika für den Laien bei dieser Erkrankung schwierig ist, empfiehlt es sich, drei Medikamente auf einmal zu geben:
• *Silicea compositum* (Wala) – 7 Korn; in stündlichem Wechsel mit *Apis/Levisticum II* (Wala) – 7 Korn; *Ferrum phosphoricum D6* – stündlich 1 Tablette.
Bringt der Zwiebelwickel keine Erleichterung (glücklicherweise selten), kleben Sie ein Cantharidenpflaster (*Spezialpflaster Bock,* Apotheke) hinter das Ohr.
• Aus dem Pflaster schneiden Sie ein 1 x 1 cm großes Stück heraus, legen es auf einen schmalen, etwa 4 cm langen Leukoplaststreifen (auf die richtige Seite achten!), den Sie hinter dem Ohr festkleben – dort, wo Sie die Knochenwölbung tasten. Nach 12 Stunden muß das Pflaster abgenommen werden; die entstandene Blase heilt von alleine ab.

Mandelentzündung (Angina)

Wichtig: Kinder haben oft bei einer schweren Angina keine Schmerzen beim Schlucken; meist nur Bauchweh! Manchmal kommt Appetitlosigkeit hinzu, aber erstaunlicherweise nicht immer. Sie sollten also bei allen Unpäßlichkeiten Ihres Kindes, deren Ursache nicht deutlich erkennbar ist, den Rachen inspizieren! Lassen Sie das Kind immer gurgeln mit Salbei-Tee (Rezept Seite 40). Wenn er nicht mit großer Entschiedenheit abgelehnt wird, machen Sie stündlich jeweils 10 Minuten lang einen Halswickel mit Salzzusatz (Seite 52).

Homöopathische Medikamente, die helfen

Bei Angina ohne Beläge, das Kind hat meist höheres Fieber, hochrote Mandeln:
• *Belladonna D6* (dieses Mittel ist häufig angezeigt) – 50 Tropfen in ein Glas Wasser, davon viertelstündlich einen Schluck.

■ **Akutmaßnahme**

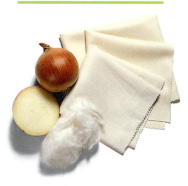

Was Sie für einen Zwiebelwickel brauchen, findet sich in jedem Haushalt.

Ein Cantharidenpflaster hinterm Ohr hilft

Auch Bauchweh oder Appetitlosigkeit können Symptome für Angina sein

Bei Angina mit Belägen – die Mandeln haben punktförmige Eiterstippchen, das Kind hat einen unangenehmen Mundgeruch:
- *Mercurius solubilis D6* – stündlich 1 Tablette.

Besteht Unklarheit, dann empfiehlt sich das bewährte (verschreibungspflichtige) Komplexmittel

Bei Unklarheit Komplexmittel

- *Zinnober compositum* (Weleda) – eine größere Messerspitze voll davon in Salbei-Tee und damit jede Stunde einmal gurgeln, den Tee dann schlucken;

oder
- *Apis/Belladonna cum Mercur* (Wala) je nach Alter täglich 3 bis 5 bis 7 Globuli.

Bei Neigung zu gleichzeitigen Lymphdrüsenschwellungen am Hals zusätzlich:
- *Agnus castus oligoplex* (Madaus) – fünfmal täglich 7 bis 10 Tropfen.

Bei Neigung zu häufigen Anginen oder bei langsamer Erholung:
- *Lachesis compositum* (Wala) fünfmal täglich 5 bis 7 Globuli.

Lymphatismus

Polypen, Drüsenschwellungen

Die augenfälligsten Zeichen des Lymphatismus sind Nasenpolypen, ein stets offener Mund (auch nachts), chronischer Schnupfen, Schnarchen und kloßige Sprache. Hinzu kommen mehr oder weniger starke Drüsenschwellungen am Hals.

Diesen Symptomen liegt meist eine konstitutionelle Veranlagung zugrunde, also eine vererbte »Andersartigkeit«; deswegen gelingt eine positive Beeinflussung oft nur teilweise und nimmt längere Zeit in Anspruch.

Mandeln und Polypen müssen nicht immer operiert werden

Ich stimme nicht der Meinung mancher Kollegen zu, daß solche Polypen oder auch die vergrößerten Mandeln immer operativ entfernt werden müssen. Ist jedoch die Beeinflußbarkeit durch unsere Maßnahmen gering und ist die Behinderung groß, treten also häufig Erkältungen auf, die sogar die allgemeine Entwicklung des Kindes stören, sollte man sich zu einem chirurgischen Eingriff entschließen.

Maßnahmen, die helfen
Abends *Kaltwasserabwaschungen* (Seite 49), morgens *Nasenspülung mit Salzwasser* (Seite 67) und eine vierwöchige *Teekur:*
• Teemischung aus Lindenblüten und Salbeiblättern zu gleichen Teilen. 1 Teelöffel mit 1/2 Liter kochendem Wasser überbrühen, 5 Minuten ziehen lassen, danach abseihen. Dreimal täglich 1 Tasse kurmäßig über 4 bis 6 Wochen.
Die Kinder müssen viel Gemüse und Obst essen und eine Vollkornkost bekommen (Seite 28); Zucker und Weißmehlprodukte sind zu reduzieren, bitte keine Limonaden oder gesüßten Obstsäfte! Eventuell empfiehlt sich die Symbioselenkung (Seite 59).

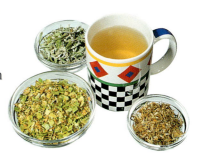

Eine Teekur und die richtige Ernährung führen oft zu einer Umstimmung.

Homöopathische Medikamente, die helfen
Die oft erfolgreiche medikamentöse Behandlung ist sehr differenziert und bedarf guter Beobachtung:
Bei schlanken Kindern, die dennoch Appetit haben:
• *Barium jodatum D12* – einmal täglich 5 Tropfen abends.
Bei schlanken Kindern, die dennoch Appetit haben und für Schnupfen stark anfällig sind:
• *Calcium jodatum D12* – täglich 1 Tablette abends.
Bei schlanken Kindern, die wenig Appetit haben, mit nervöser Unruhe, Neigung zu Bauch- und Kopfweh:
• *Calcium phosphoricum D12* – einmal täglich 5 Globuli morgens vor dem Frühstück.
Bei dicken, kleinen und unbeholfenen Kindern mit weichen Drüsen:
• *Barium carbonicum D12* – einmal täglich 5 Globuli abends.
Bei dicken Kindern, Neigung zur Schweißbildung, besonders am Kopf, vor allem abends; Spätentwickler:
• *Calcium carbonicum D12* – einmal täglich 5 Globuli abends.

Achten Sie auf die Beschwerden, den Körperbau und den Appetit

Medikamente, die Sie zusätzlich geben können
Wenn das Kind feuchtigkeitsempfindlich ist und eine auffällige Neigung zu Katarrhen besteht:
• *Dulcamara D12* – einmal täglich 5 Globuli abends.
Wenn das Kind feuchtigkeitsempfindlich ist und eine Neigung zu Asthma besteht:

74 Natürliche Behandlung

• *Natrium sulfuricum D12,* einmal täglich 5 Globuli.
Sehr bewährt bei Kindern mit Neigung zu Entzündungen der Schleimhäute und Ohren ist:
• *Equisetum arvense Silicea cultum D2* (Weleda) –
dreimal täglich 5 Tropfen über mindestens ein Vierteljahr regelmäßig.

Vorbeugend ▪

Auch bei Neigung zu häufigen Infekten, also bei einer bestehenden Abwehrschwäche, und bei chronischen Infekten sollten Sie die genannten Medikamente geben und die Kaltabwaschungen, die Nasenspülungen mit Salzwasser und die Teekur durchführen.

Die »klassischen« Kinderkrankheiten

Spannungen zwischen Körper und Geist

Es ist notwendig, gerade bei Kinderkrankheiten neben der körperlichen Entwicklung des Kindes auch auf die seelische und geistige zu achten.
Vollziehen sich diese Entwicklungen nicht gleichmäßig oder wird das Kind durch die Umwelt überfordert, so können Spannungen entstehen und sich in Ängsten, Unsicherheiten oder gar Seelennot und in körperlicher Krankheit äußern.
Besonders augenfälliger Ausdruck dieser Spannungen – wir können es auch Bedrängnisse nennen – sind die »klassischen« Kinderkrankheiten, vor allem Masern, Scharlach und Keuchhusten.

Welche Impfungen gibt es?
Impfmöglichkeit besteht für Masern, Windpocken, Keuchhusten, Röteln, Mumps, Diphtherie. Die Entscheidung über die Durchführung dieser Impfungen treffen Eltern und Arzt gemeinsam (Seite 80, 117).

Ein Kind hat durch diese körperlichen Krankheiten die Möglichkeit, sich zu befreien von dem, was zu stark als von den Eltern Ererbtes in ihm lebt, und sich zu lösen von inneren Konflikten.
Die Persönlichkeit des Kindes hat mit diesen Krankheiten die Möglichkeit der Wandlung, der Erneuerung.
Man kann sagen, eine »Häutung« – immer ein Entwicklungsschritt – findet statt.
Es klingt beinahe ketzerisch, aber ich behaupte, daß ein Kind durch die Kinderkrankheiten letztlich gesünder wird.

Die »klassischen« Kinderkrankheiten   75

Das Auffällige an den Kinderkrankheiten
Dem Ausbruch dieser Krankheiten geht eine Periode
von Abgeschlagenheit, Verstimmung, von herabgesetz-
ter Vitalität voraus. Zwei Bereiche des Körpers sind –
mehr oder weniger stark – betroffen: Haut und
Schleimhäute sowie die Atemwege. Der Haut als ein
über den ganzen Leib ausgebreitetes Sinnesorgan – das
schon beim gesunden Menschen sensibel zu reagieren
vermag – kommt während eines stürmischen Individu-
alisierungsprozesses eine große Rolle zu. Ähnliches gilt
für die Atmung, die für jedermann spürbar mit dem
Seelischen zusammenhängt – denken Sie nur an
Herzklopfen, die schnellere Atmung oder das Ateman-
halten bei Erregung.

Masern

Bei den Masern (Inkubationszeit zehn bis elf Tage)
steht neben den katarrhalischen Erscheinungen wie
Augenentzündungen, Schnupfen und Husten (alles
fließt!) die schlechte Laune im Vordergrund. Gleichzeitig besteht ein allgemeines Aufgeweichtsein, zu erkennen am rostroten Ausschlag der Haut und der
Schleimhäute. Das Gesicht ist aufgedunsen, auch der
seelische Zustand läßt uns dieses Bild erkennen;
Weinerlichkeit, Schutzbedürftigkeit bei gleichzeitig
starkem Verlangen nach Wärme (das Kind hat zu
Beginn der Erkrankung hohes Fieber). Wir haben den
deutlichen Eindruck eines Umbruchs.
Um dem Kind in dieser Situation richtig zu helfen,
kommt es in der Hauptsache darauf an, den kindlichen
Körper in seiner Aufgelöstheit wieder zu straffen.
Genügend Wärme und homöopathische Medikamente
helfen dabei. Wickel sind nicht angebracht!
Gleichzeitig ist darauf zu achten, daß der Ausschlag
gut »zur Blüte« kommt. Ist dies nicht der Fall, muß im
warmen Zimmer eine Abwaschung mit lauwarmem
Salzwasser rasch vorgenommen werden (Seite 49),
anschließend wird das Kind sofort kräftig abgetrock-
net, warm angezogen und wieder zu Bett gebracht.
Durch die Unterstützung des Ausschlags wird die
Krankheit in richtiger Weise gefördert, und es wird
einem »Nach-innen-Schlagen«, zum Beispiel einer
Lungenentzündung, vorgebeugt.

Häufigste Symptome:

- *Hohes Fieber*
- *Rostroter Ausschlag*
- *Augenentzündung*
- *Schnupfen*
- *Husten*

Bei Masern wichtig:

- *Ausschlag soll blühen*
- *Nicht das Fieber senken, Wärme*
- *Keine Wickel*

Wärme ist das Wichtigste

Sie müssen vor allem für genügend Wärme sorgen, also ist das Wichtigste: Senken Sie niemals das Fieber! Im Gegenteil, die Wärme muß durch eine Umhüllung (Wollpullover) einen Schutz bekommen. Vorerst sind nur warme Getränke anzubieten.

Gleichzeitig braucht das Kind sehr viel seelische Wärme, es fordert Ihre vermehrte Zuwendung geradezu. Die Umgebung muß viel Verständnis für die psychische Labilität des Kindes aufbringen und sich intensiv mit ihm beschäftigen – manche Kinder wünschen sich die Mutter sogar zu sich ins Bett.

Bettruhe

Das Aufstehen dürfen Sie erst nach drei fieberfreien Tagen erlauben.

Die Behandlung besteht in der Verabreichung von
• *Pulsatilla D6,* fünfmal täglich 5 bis 10 Tropfen. Pulsatilla, die Küchenschelle, hilft als homöopathisches Medikament dem masernkranken Kind, sich körperlich und seelisch wieder zu festigen.

Bei bellendem Husten:
• *Spongia D6* (DHU) stündlich 5 Globuli.

Bei starken Augenschmerzen, auch bei anderen akuten Augenreizungen:
• *Chelidonium comp. Augentropfen* (Wala), dreimal täglich 1 Tropfen.

Wenn Sie die Masern Ihres Kindes in dieser Weise begleiten, dann erleben Sie bei ihm danach eine gesteigerte Bewußtseinskraft; es hat einen Schritt näher zu seinem Selbst getan. Kindergärtnerinnen fällt auf, daß nach dem Durchgang einer Masernwelle durch den Kindergarten die vorher ungebärdigen, unleidlichen Kinder sich vorwärts entwickelt haben – im Sinne vermehrter und gewandelter Aufnahmefähigkeit und besserer Beherrschung der körperlichen Funktionen.

Den Arzt fragen

Wenn sich der Krankheitsverlauf normal gestaltet, brauchen Sie keinen Arzt; lediglich bei Unklarheit, das heißt, wenn die Diagnose nicht eindeutig ist, muß der Arzt gerufen werden.

Komplikationen wie Lungenentzündung oder starke Kopfschmerzen mit Erbrechen allerdings erfordern selbstverständlich sofortige ärztliche Beobachtung und Behandlung. Ich habe Komplikationen in meiner Praxis nie erlebt.

Die »klassischen« Kinderkrankheiten   77

Scharlach

Als eine Art Kontrast zu den Masern kann man den Scharlach bezeichnen. Es erkrankt nur ein Teil der angesteckten Kinder, die Inkubationszeit ist sehr kurz, ein bis fünf Tage, die Symptome schießen plötzlich auf: hohes Fieber, begleitet von starken Fieberträumen mit oft beengenden Bildinhalten, hochroter Gaumen und stark gerötete Mandeln, kurzes Aufflammen eines feinfleckigen, scharlachroten Ausschlags, meist nur am Rumpf (nicht das langsame »Herunterregnen« vom Kopf aus wie bei den Masern). Die Gesichtsformen, bei Masern verschwommen, treten bei Scharlach deutlicher hervor, das Gesicht erscheint viel ausmodellierter. Es drängt sich der Eindruck auf, daß die Scharlacherkrankung ihre Notwendigkeit mehr in einer geistig-seelischen Festigung hat. Deshalb besteht die Behandlung vornehmlich in einer längeren Bettruhe, auch dann noch, wenn kein Fieber mehr besteht.

Ich möchte nochmals darauf hinweisen: Bakterien lösen wohl die Krankheit des Scharlachs aus, doch nur das Kind erkrankt daran, das von seiner Gesamtentwicklung her hierfür bereit ist. Diese Vorstellung finden Sie auch in der Tatsache bestätigt, daß ein zum Beispiel durch Penicillin unterdrückter Scharlach sich nach wenigen Wochen wiederholen kann. Nicht die Unterdrückung eines notwendigen Entwicklungsprozesses soll unser therapeutisches Ziel sein, sondern die sinnvolle Begleitung des heranwachsenden Menschen in einer Sondersituation, auf die wir durch die Erkrankung aufmerksam gemacht werden.

> **Häufigste Symptome:**
>
> • *Plötzliches hohes Fieber*
> • *Gaumen und Mandeln hochrot*
> • *Feinfleckiger, roter Ausschlag*

> **Wichtigstes Heilmittel: Bettruhe**
> Die Erfahrung zeigt, daß die Kinder, die eine dreiwöchige Bettruhe einhalten, in der Regel anschließend völlig gesund sind. Ruhe heißt auch, daß die Sinne nicht überflutet werden sollen; die vielleicht auftretende Langeweile, die auffallenderweise bei scharlachkranken Kindern kaum ein Problem darstellt, darf nicht mit viel Radiomusik oder gar Fernsehen vertrieben werden.

Homöopathische Medikamente, die helfen

• *Belladonna D6,* 50 Tropfen auf ein Glas Wasser, in den ersten beiden Tagen davon viertelstündlich einen kleinen Schluck; vom dritten Tag an davon stündlich einen Teelöffel.

Wichtigstes Medikament

78   Natürliche Behandlung

Das Tollkirschengift hat in seinem Vergiftungsbild teilweise deckungsgleiche Bilder zum Scharlach, deshalb ist es in der Lage, als Medikament in homöopathisch-dynamisierter Verabreichung den stürmischen Krankheitsverlauf günstig zu beeinflussen. Gleichzeitig empfiehlt es sich, je nach Krankheitsverlauf und Konstitution des Kindes Zusatzmedikamente einzugeben, die von Ihrem biologisch therapierenden Arzt ausgesucht werden müssen.

Zusätzliche Medikamente Während der Zeit der Bettruhe bewährt sich häufig:
• *Ferrum jodatum D12* – zweimal täglich 5 Tropfen.
Zur Kräftigung (Scharlach kann den Körper stark auszehren) verordne ich immer ein Medikament aus mineral- und vitaminreichen Algen:
• *Vaucheria D3* – dreimal täglich 5 Tropfen.

Zum Arzt ■ Wichtig: Da die Gefahr von Nachkrankheiten (Ohren, Herz, Nieren) besteht, sollte bei Scharlach immer ein Arzt zugezogen werden. Wenn Komplikationen zu spät erkannt oder auf die leichte Schulter genommen werden, können sie zerstörerischen Charakter annehmen. Um dem vorzubeugen, rate ich, vom zehnten Krankheitstag an zusätzlich *Apis D12* – einmal täglich 5 Tropfen – einzunehmen.
Die Ernährung sollte salz- und eiweißarm sein (bitte nicht salz- und eiweißlos!); während der Hauptfieberzeit, wie immer bei Fieber, sollten Sie möglichst nur Flüssigkeit geben, zum Beispiel Lindenblüten-Tee (Rezept Seite 40), gesüßt mit Honig und angesäuert mit Zitronensaft.

Keuchhusten

Beim Keuchhusten mit seinen typischen Hustenanfällen – ziehender Husten, Atemnot, Erbrechen, hochroter Kopf – muß die Behandlung zunächst bei den Eltern ansetzen: Je mehr Ruhe, Gelassenheit und Gleichmäßigkeit das Kind umgibt, je geringer die ängstliche Besorgtheit um das Kind ist, desto milder

Häufigste Symptome: verlaufen die Anfälle. Bei mageren Kindern mit allgemein nervöser Veranlagung und solchen mit Neigung

• *Ziehender Husten* zu Allergien zeigt sich das Krankheitsgeschehen meist
• *Atemnot* in ausgeprägterer Form.
• *Erbrechen* Die Behandlung des Keuchhustens kann man wohl zu
• *Hochroter Kopf* den Stärken der Homöopathie zählen. Wir homöopa-

Die »klassischen« Kinderkrankheiten   79

thisch therapierenden Ärzte sind erstaunt über
Berichte, die von einer zunehmenden Gefährlichkeit
des Keuchhustens (auch der Masern) sprechen. Denn
wir erleben in der Praxis immer wieder, daß die Krankheit rasch gelindert werden kann, womit ihre Dauer
verkürzt wird.

Die Ruhe der Umgebung also ist wesentlicher Teil der
Bemühungen um Milderung der Hustenanfälle. Geben
Sie Ihrem Kind nur bescheidene Mahlzeiten, dafür aber
häufiger als sonst etwas zu essen. Bitte nur leichte
Speisen anbieten, selbst die Milch müssen Sie, zum
Beispiel mit einem Hustentee verdünnen. Denn die
Magenfunktion, ebenso wie die Atmung, können aus
dem Rhythmus geraten, so daß Erbrechen die Anfälle
begleitet.

Das Kind braucht Ruhe und leichte Kost

Bei einem Kind im ersten Lebensjahr muß jegliche
Selbstmedikation unterbleiben, da hier schwere Komplikationen möglich sind.

Wichtig!

Kombinationspräparate haben sich bewährt

Verabreichen Sie Medikamente am besten in Hustentee: zum Beispiel *Pertudoron 1* – fünfmal täglich 5 bis
10 Tropfen; dazu *Cuprum aceticum D6* (DHU) – fünfmal täglich 3 bis 5 Globuli.

Oder Sie greifen zu *Drosera oligoplex* (MADAUS) – fünfmal täglich 7 bis 10 Tropfen, zusammen mit *Corallium
oligoplex* (MADAUS) – dreimal täglich 1 bis 2 Tabletten.

In schweren Fällen

Wenn die Hustenanfälle sehr gehäuft auftreten und das
Kind danach erschöpft ist, was meist nur bei
geschwächten Kindern vorkommt, wird die Gabe eines
speziellen homöopathischen Einzelmittels durch einen
erfahrenen Arzt notwendig. Ist es richtig gewählt, kann
es schwerste Keuchhustenerkrankungen in kürzester
Zeit zum Ausheilen bringen.

■ Zum Arzt

Das Einreiben einer 0,4prozentigen *Kupfersalbe*
(Weleda) zwischen die Schulterblätter – zweimal
täglich – reduziert die Hustenanfälle weiter. Das
Krankenzimmer sollte gelüftet sein, später sollte sich
Ihr Kind viel, jedoch »gemessen« an der frischen Luft
bewegen – Spaziergänge sind also da das richtige. Sie
dürfen es jedoch nicht bei Wind ins Freie lassen oder

Spaziergänge in der frischen Luft

80   Natürliche Behandlung

Hilft ein Klimawechsel?
In schweren Fällen erweist sich ein Aufenthalt im Kuhstall oder im Gärkeller einer Brauerei als lindernd. Von einem Höhenflug kann keine anhaltende Wirkung erwartet werden, wohl aber eine kurzfristige. Höhenaufenthalt in Mittel- oder Hochgebirge über einen längeren Zeitraum ist deutlich krankheitsverkürzend, jedoch in der Regel nicht notwendig.

ihm erlauben, während der Krankheit herumzutoben. In meiner langen Praxis habe ich bei Keuchhustenkindern, die in der beschriebenen Form behandelt wurden, nicht eine Komplikation erleben müssen.
Bei mageren Kindern mit allgemein nervöser Veranlagung und solchen mit Neigung zu Allergien ist schon in der Rekonvaleszenzphase eine allgemeine Besserung zu beobachten, die Infektanfälligkeit verschwindet in der Folgezeit völlig. In ihrer Sprachentwicklung gestörte Kinder (verspätetes Erlernen der Sprache, Schwierigkeiten mit einzelnen Vokalen oder Konsonanten, auch Stottern) zeigen sprunghafte Fortschritte.

Die Diagnose stellt der Arzt

Zum Arzt ■

Die Diagnosestellung ohne Keuchhustenerfahrung ist nicht immer einfach; deswegen sollten alle Kinder, die länger als zwei Wochen stark husten, dem Arzt vorgestellt werden. Auch die Ursache von eventuell auftretendem Fieber muß vom Arzt geklärt werden.
Die Inkubationszeit des Keuchhustens beträgt zwei bis drei Wochen, danach tritt der erste Husten auf; jetzt dauert es noch zwei Wochen, bis man mit Sicherheit die Diagnose stellen kann, da in den ersten beiden Wochen der Husten noch uncharakteristisch ist.

Hilfe für die Entwicklung des Kindes

Masern, Scharlach und Keuchhusten – auf diese Weise betrachtet und therapeutisch unterstützt – stellen in fast allen Fällen eine Hilfe für die Entwicklung des Kindes dar. Es versteht sich von selbst, daß ich bei diesen Krankheiten der Impfung mit großer Reserve gegenüberstehe (Seite 118).

Windpocken
Etwa drei bis vier Wochen nach der Ansteckung mit Windpocken ist das Kind sternhimmelartig übersät von hirsekorngroßen, rot umränderten Wasserbläschen. Sie

Die »klassischen« Kinderkrankheiten   81

sind harmlos, lediglich das Jucken kann lästig sein.
Hier bringt eine Abwaschung mit Kamillen-Tee (Seite
40) Linderung. Um Entzündungen der Haut nach dem
Kratzen zu verhindern, sollten Sie dreimal täglich mit
Wecesin-Puder (Weleda) einpudern. Tritt – was sehr
selten vorkommt – Fieber auf, ist das Mittel der Wahl
• *Belladonna D6* – 50 Tropfen auf ein Glas Wasser,
davon stündlich einen Schluck.
Bettruhe ist nur notwendig, wenn die Kinder fiebern.

Häufigste Symptome:

• *Rote Wasserbläschen*
• *Juckreiz*
• *Selten Fieber*

Röteln

Bei den Röteln handelt es sich um eine harmlose
Kinderkrankheit, die oft unerkannt abläuft, da ihre
typischen Zeichen – Ausschlag, Drüsenschwellung am
Hals – nicht immer sichtbar werden. Nachkrankheiten
oder Komplikationen treten nicht auf. Medikamentöse
Behandlung ist nicht notwendig, während der kurzen
Fieberzeit ist Bettruhe einzuhalten.
Treten Röteln bei einer Frau in den ersten Schwanger-
schaftswochen auf, kann es zu Mißbildungen des sich
entwickelnden Embryos kommen.
Bei jungen Mädchen, die noch keine Röteln durchge-
macht haben (was der Arzt durch einen Test feststellen
kann), wird deshalb die Rötelnimpfung empfohlen
(Seite 117).

Häufigste Symptome:

• *Feinfleckiger Ausschlag*
• *Drüsenschwellungen
am Hals*

Mumps

Ziegenpeter, auch Mumps genannt, ist eine Virusinfek-
tion mit Schwellung der Ohrspeicheldrüsen, die oft das
Gesicht entstellt und Beschwerden beim Kauen,
Schlucken oder Bewegen des Kopfes auslösen kann.
Die Inkubationszeit beträgt in der Regel zwei bis drei
Wochen. Für das Kind gefährliche Komplikationen sind
fast sicher zu vermeiden, wenn eine Woche absolute
Bettruhe, auch in fieberlosem Zustand, eingehalten
wird.
Wichtig sind Wärme (Heizkissen und Wärmflasche)
sowie Auflagen mit *Archangelica cp. Salbe* (Weleda) im
Bereich der Drüsenschwellung. An Medikamenten
sollte verabreicht werden:
• *Belladonna D12* – zweimal täglich 5 Globuli;
• *Barium citricum D4* (Weleda) – dreimal täglich eine
Messerspitze voll.

Häufigste Symptome:

• *Fieber*
• *Geschwollene Ohr-
speicheldrüsen*
• *Kaubeschwerden*

■ Bettruhe

82   Natürliche Behandlung

Den Arzt fragen ■ Bei auftretenden Komplikationen wie Hodenentzündung, Bauchspeicheldrüsenentzündung und Gehirnhautentzündung müssen Sie zum Arzt.

Diphtherie

Die Krankheit war seit Jahren nicht mehr aufgetreten, in letzter Zeit jedoch wurde über vereinzelte Erkrankungen berichtet. Diphtherie ist durch schwere beengende Entzündungen im Hals und im Rachenbereich sowie durch toxische Auswirkungen auf Herz und

Sofort zum Arzt ■ Kreislauf lebensgefährlich. Diese Krankheit muß unbedingt und möglichst sofort ärztlich behandelt werden. Es besteht Impfmöglichkeit (Seite 117).

Verdauungsstörungen, Magen-Darm-Erkrankungen

Störungen und Beschwerden der Verdauung – sie beginnt ja schon im Mund – sind bei Kindern meist akuter Natur und von kurzer Dauer, während bei Erwachsenen Aufmerksamkeit geboten ist und zur Linderung eine Änderung der Lebensweise notwendig werden kann. An den Therapeuten stellen diese Erkrankungen unterschiedliche Anforderungen. Solange es möglich ist – wie im Mundbereich –, das Krankhafte in Augenschein zu nehmen, kann ein Behandlungsversuch auch durch Sie, den Laien, gemacht werden, da Sie den Erfolg Ihrer Bemühungen jederzeit kontrollieren können.

Soor

Soor – eine Pilzinfektion   Diese Pilzinfektion tritt in letzter Zeit bei Säuglingen viel häufiger auf als früher. Sie zeigt sich durch weiße Punkte und Flächen auf der Zunge und auf der Wangenschleimhaut.
• Verabreichen Sie vor jeder Mahlzeit jeweils 5 Globuli *Mercuritus cyanatus D6* und *Borax D6*. Dazu *Sanukehl cand. D6,* morgens 5 Tropfen. Nach jeder Mahlzeit Einpinseln mit Wala *Mundbalsam-Gelee.*
Wenn Soor unter dieser Behandlung nicht nach einigen Wochen verschwunden ist, dann kommt unter Umständen die Symbioselenkung (Seite 59) in Frage.

Verdauungsstörungen, Magen-Darm-Erkrankungen   83

Mundfäule

Mundfäule, sie befällt kleine und große Kinder, ist eine Entzündung von Zahnfleisch, Zunge und Mund-schleimhaut – eine hoch fieberhafte, extrem ansteckende Erkrankung, die sich vor allem durch starken Mundgeruch äußert. Die weißlich-gelben Bläschen schmerzen so, daß Ihr Kind kaum essen und trinken kann. Sie müssen zum Arzt; die Behandlung können Sie einleiten wie bei Soor angegeben.

Hohes Fieber,
Ansteckungsgefahr!

■ **Zum Arzt**

Erbrechen

Erbrechen kann viele verschiedene Ursachen haben. Ist es mit Fieber verbunden, dann muß immer der Arzt konsultiert werden.

Beim Neugeborenen

Das Erbrechen in der ersten Lebenswoche, vor allem, wenn es seit der Geburt besteht, ist oft die Folge einer vielleicht noch nicht erkannten Geburtsstörung:
• Geben Sie *Cuprum D30* – einmal täglich 5 Globuli. Verschlechtert sich der Allgemeinzustand des Säug-lings, sollten Sie unbedingt Ihren Arzt um Rat fragen. Wenn die Nahrung sofort nach der Aufnahme durch Nase und Mund erbrochen wird, dann liegt eine Unverträglichkeit von Milch vor; hier hilft
• *Aethusa D6,* 5 Globuli vor jeder Mahlzeit.

Unverträglichkeit
von Milch

Der Magenpförtner-Krampf (Pylorospasmus)
bei Säuglingen

Nachdem in den ersten Lebenstagen normales Gedei-hen zu beobachten war, tritt plötzlich ohne erkennbare Ursache in zunehmender Stärke Erbrechen im Strahl auf. In jedem Fall ärztlich abklären!
• Sofort öfter kleine Nahrungsmengen am Tag.
• An Medikamenten: *Belladonna D6Rh* (Weleda), 50 Tropfen auf ein Glas Kamillen-Tee (Rezept Seite 40), davon jede halbe Stunde etwa einen Mokkalöffel voll einflößen; und *Nux vomica D12* (DHU, Wala), zweimal täglich 3 Globuli.
• Den Oberbauch, das heißt den Bereich zwischen Nabel und Brustbein, mit einem erbsengroßen Stück einer 0,1prozentigen *Kupfersalbe* (Weleda) zweimal täglich zart im Uhrzeigersinn einreiben (einstreichen).

■ **Zum Arzt**

Nie zum Essen zwingen

Manchmal kann Erbrechen auch aus Zwang zum Essen resultieren. Also zwingen Sie Ihr Kind bitte nie zum Essen; es ist noch keines wegen Eßunlust verhungert.

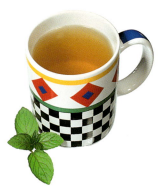

Pfefferminztee hilft bei Brechreiz und anderen Beschwerden in Magen oder Darm.

Der verdorbene Magen bei Kindern

Allgemeines Erbrechen ohne Fieber wird zunächst mit einem Einlauf (Seite 57) behandelt, um den Flüssigkeitsverlust auszugleichen. Danach hört in den meisten Fällen das Erbrechen auf. Wenn sechs Stunden kein Erbrechen mehr stattgefunden hat, kann löffelweise, alle 5 Minuten, damit sich Speichel wieder ansammelt, eine salzige Bouillon oder ein Tee, am besten Pfefferminz-Tee (Rezept Seite 40), angeboten werden. Auch das Kauen einer nicht mit Konservierungsmitteln behandelten Zitronenschale hat eine stark beruhigende Wirkung auf die Magennerven.
• An Medikamenten *Eupatorium perfoliatum D6* – dreimal täglich 5 Globuli, wenn das Kind sich nach dem Erbrechen wieder wohl fühlt.

Wenn die Zunge belegt ist

Ist die Ursache der Brecherei eine zu reichliche, hastig verschlungene Mahlzeit, wie es bei nervösen Kindern oft vorkommt, und ist die Zunge gelblich belegt:
• *Nux vomica D6* – drei- bis fünfmal täglich 5 Globuli. Wenn die Ursache eine zu reichliche Mahlzeit war oder ein Durcheinander-Essen, dabei der Stuhl mal weich, mal hart ist, das Kind sich in einer unleidlichen, mißmutigen Stimmung befindet, und die Zunge weißlich belegt ist:
• *Antimonium crudum D6* – drei- bis fünfmal täglich 1 Tablette.

Warm halten

Vergessen Sie nicht, wie groß das kindliche Bedürfnis nach Wärme ist; hat Ihr Kind kühle oder gar kalte Füße und Hände, dann müssen Sie ihm sofort ein Mützchen auf den Kopf setzen und vielleicht sogar eine Wärmflasche in die Wiege legen.

Blähungen, vor allem beim Säugling

Wenn Ihr Säugling stark unter Blähungen zu leiden hat, dann versuchen Sie zunächst, die Nahrungsaufnahme in den richtigen Rhythmus zu bringen: Regelmäßig alle vier Stunden (plus/minus eine halbe

Stunde) wird Brust oder Flasche angeboten. Säuglinge, die nicht im richtigen Rhythmus ernährt werden, sind besonders anfällig für Verdauungsstörungen. Zur erst halb angedauten Nahrung im Magen kommt die frische Milch, was zu Irritationen führen kann, vor allem zu Blähungen. »Stillen« Sie die Schreiphase dann nicht mit Stillen, sondern durch beruhigendes Wiegen und die Gabe von ungesüßtem Fenchel-Tee (Rezept Seite 38). Bei Blähungen zweimal täglich sanft den Oberbauch zwischen Nabel und Brustbein im Uhrzeigersinn mit Kupfer-Tabak-Salbe *(Unguentum Cuprum/Tabacum* – Weleda) »einstreicheln«.

Wichtig: Im richtigen Rhythmus ernähren

Homöopathische Medikamente, die helfen
Bei Unruhe schon während des Trinkens, stark verzögertem Aufstoßen, starken Blähungen mit »Trommelbauch«; der Stuhl riecht nicht gut, die Füße sind kalt, das Kind ist blaß:
• *Carbo vegetabilis D6* – vor jeder Mahlzeit eine Messerspitze voll in Tee.
Bei hemmungslosem, zornigem Schreien des sonst liebenswürdigen und rosigen Kindes; temperamentvolles Strampeln; Herumtragen beruhigt nur für kurze Zeit:
• *Chamomilla D6* – vor jeder Mahlzeit 5 Globuli in Tee.
Sind die Beschwerden ähnlich wie unter Chamomilla D6 genannt, jedoch noch ausgeprägter:

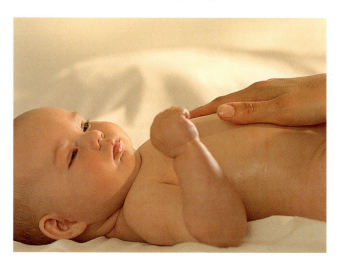

Massieren Sie Ihrem Baby sanft den Bauch, wenn es Blähungen hat.

86 Natürliche Behandlung

• *Chamomilla Cupro culta D3RH* (Weleda) – vor jeder Mahlzeit 3 bis 5 Tropfen in Tee.

Wenn die Hauptunruhezeit am späten Nachmittag liegt, bei leichter Ermüdbarkeit beim Trinken:

• *Lycopodium D12* – vor der dritten Mahlzeit 5 Globuli in Tee.

Wenn das Kind schon während der Schreitouren schwitzt, auch mit den Beinen strampelt; vor allem wirksam bei Brustkindern:

• *Magnesium carbonicum D4* – vor jeder Mahlzeit 1 Tablette in Tee.

Bei allgemein schwächlichem Kind mit großem Wärmebedürfnis (bei allen »kühlen« Kindern bewährt):

• *Melissa Cupro culta D3RH* (Weleda) – vor jeder Mahlzeit 5 Tropfen in Tee.

Durchfall

Akutbehandlung ■

Einen akuten Durchfall, ob beim Säugling, beim Klein- oder Schulkind, behandeln Sie zunächst mit einem Tee-Tag – geben Sie nur dünnen schwarzen Tee oder Brombeerblätter-Tee oder Tee aus getrockneten Heidel- beeren (Rezepte Seite 39) – nichts anderes.

• Machen Sie eine Darmspülung (Einlauf, Seite 57). Zur Magen- und Darmentgiftung wird dem Tee *Kaffee-kohle* (Dosierung wie Beipackzettel) beigemengt. Feste Nahrung bekommt das Kind erst wieder, wenn es lautstark danach verlangt.

TIP

Haferflocken sind gut bei Verstopfung und bei verdorbe- nem Magen, Reis wirkt bei Durchfall.

Langsamer Nahrungsaufbau

Der Nahrungsaufbau beim Säugling beginnt mit Reisschleim, geriebenem Apfel und Karottengemüse, bei Kindern mit getoastetem Brot, Reis und Karotten; alles wird nur in kleinen Mengen gegeben. Auch hier gilt: Langsam geht es schneller. Bitte mehrere Tage lang keine Milch, keinen Zucker, keine Haferflocken. Diese Diät unterstützen Sie medikamentös mit

• *Chamomilla D3, Levico D3* und *Cuprum arsenico-sum D8* – vor jeder Mahlzeit von jedem Mittel Säuglin-gen 3 Tropfen, Kindern 5 Tropfen, dazu *Bolus alba cps.* (Wala), Dosierung siehe Packungsbeilage.

Zum Arzt ■

Besteht gleichzeitig Fieber oder ist der Durchfall innerhalb von zwei Tagen nicht deutlich gebessert, muß der Arzt konsultiert werden.

Verdauungsstörungen, Magen-Darm-Erkrankungen 87

Verstopfung

Bei an der Brust ernährten Säuglingen kann Verstopfung dadurch ausgelöst werden, daß die Kinder zuwenig Muttermilch bekommen. Bestätigt sich dies, muß zugefüttert werden (Seite 27). Bei Flaschenkindern wird die Zuckermenge erhöht oder ein Teelöffel Zucker durch einen Teelöffel Milchzucker ersetzt. Größeren Kindern gibt man vor den drei Hauptmahlzeiten Früchte zu essen: Geeignet sind vor allem Birnen, aber auch Pflaumen und Feigen bringen den Darm in Gang. Ist die Verstopfung Folge einer Antibiotika-Behandlung, dann muß die Darmflora regeneriert werden – wir müssen also die gesunden Darmbakterien aufbauen und nachzüchten mit Hilfe der Symbioselenkung (Seite 59), die vom Arzt durchgeführt werden muß.

Die Auswahl eines homöopathischen Medikaments gegen eine Verstopfung ist schwierig, weil nicht nur die Darmsymptome bei der Beurteilung zu berücksichtigen sind. Ein erfahrener Arzt muß hier um Rat gefragt werden.

Oft hilft es schon, wenn sich die Kinder – und auch die Erwachsenen – ein bißchen mehr Zeit zum Essen nehmen und besser kauen. Auch Lachen fördert die Verdauung, und ein schön gedeckter Tisch bringt alle Verdauungsdrüsen zum Fließen. Ein Zuviel des Guten, ob in Qualität (oft zu fett und zu gering an Ballaststoffen) oder in Quantität (oft mehr als bis zur Sättigung) ist alles andere als verdauungsfördernd! Heute wird es uns langsam wieder bewußt, daß die Ballaststoffe der Vollwertkost nicht nur wertvolle und die Gesundheit erhaltende Bestandteile sind, sondern auch wichtig für eine regelmäßige Verdauung (Seite 28).

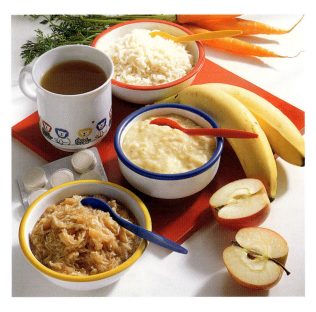

Geben Sie Ihrem Kind nach einer Magen-Darm-Verstimmung einige Tage leichtverdauliche Kost ohne Zucker und Fett.

■ **Den Arzt fragen**

Blasen- und Nierenerkrankungen

Blasen- und Nierenentzündung

Bei plötzlich auftretendem hohem Fieber ohne erkennbare Ursache – das Kind klagt weder über Schmerzen noch hat es Husten – müssen Sie immer an eine Nieren- beziehungsweise Blasenentzündung denken. Dies vor allem bei Säuglingen und Kleinkindern, denn bei ihnen verläuft dieses Krankheitsgeschehen

Akutmaßnahme ■

schmerzlos. Bringen Sie also, wenn Sie den Arzt wegen unklaren Fiebers aufsuchen, eine Urinprobe mit.
Als erste Maßnahme bei stürmischem Beginn stehen zwei Mittel zur Verfügung (Unterscheidung Seite 64):

Plötzliches hohes Fieber, oft schmerzlos

• *Aconit D6* – 50 Tropfen auf 1 Glas Wasser, davon viertelstündlich einen Schluck – oder
Belladonna D6 – 50 Tropfen auf 1 Glas Wasser, davon viertel- bis halbstündlich einen Schluck.
Klagt das Kind jedoch bei dem plötzlich auftretenden Fieber über heftige, meist brennende, stechende

Bei brennenden, stechenden Schmerzen

Schmerzen im Blasen- oder Harnröhrenbereich und über Schwierigkeiten, den Harn zu halten, so fügen Sie den beiden Mitteln hinzu:
• *Cantharis D6* – fünfmal täglich 5 Tropfen oder fünfmal täglich 1 Tablette. Gleichzeitig als Phytotherapeutikum *Cystinol* – dreimal täglich 1 Teelöffel voll.
Als Getränk bietet sich *Bärentraubenblätter-Tee* an (Rezept Seite 42). Wie bei allen akuten Erkrankungen

Zum Arzt ■

reduzieren Sie zunächst die Nahrung.
Die weiteren Maßnahmen verordnet der Arzt.

Die »schwache« Blase

Wenn sich herausstellt, daß Ihr Kind anfällig ist für Blasenentzündungen, also eine schwache Blase hat, müssen Sie vorbeugend einwirken: Achten Sie darauf, daß es immer warm ist und viel trinkt; das Nieren-Blasen-System muß dauernd durchgespült werden. Allerdings: Das Kind darf nicht »zum kranken Kind gemacht« werden!

Wärme ist wichtig
Vor allem Hände und Füße müssen warm sein, sorgen Sie auch für warme Unterwäsche (Wolle). Außerdem sollten Sie unterbinden, daß Ihr Kind die Modetorheit der halbnackten Gürtellinie – zu kurzer Pullover, kein Unterhemd, tiefsitzende Hose – mitmacht.

Als Getränk stehen verschiedene Nieren-Blasen-Tees zur Verfügung. Da diese Tees als Dauergetränk über längere Zeit verabreicht werden sollen, tut man gut daran, sie in einem Vier-Wochen-Rhythmus zu wechseln. Es bieten sich an *Bärentraubenblätter-Tee* (Rezept Seite 42), *Folindor* (Tee aus einer indischen Heilpflanze, Dosierung wie auf dem Beipackzettel angegeben), *Ackerschachtelhalm-Tee* (Rezept: 1 bis 2 Teelöffel Kraut pro Tasse entweder 12 Stunden lang mit kaltem Wasser ausziehen oder mit heißem Wasser übergießen und nach 1/2 Stunde abseihen; 3 Tassen pro Tag). Sie können auch andere Tees oder Teemischungen im Turnus geben.

Wenn sich herausstellt, daß Nässe und Kälte auslösende Faktoren sind, verabreichen Sie über längere Zeit
• *Dulcamara D12* – einmal täglich 5 Tropfen.

In der Ernährung sollten Sie Obst und Gemüse in roher und gekochter Form bevorzugen, Salz und tierisches Eiweiß sind etwas zu reduzieren. Auch eine Umstellung auf Vollwertkost (Seite 28) ist ratsam. Doch auch hier bitte keine Extreme, das Lebensgefühl darf nicht beeinträchtigt werden.

Abschließend noch dies: Bedenken Sie bitte, daß einige Bakterien im Urin noch keine Schrumpfniere machen. Es wird mit solchen Schreckbildern zuviel Angst verbreitet. Die Bakterien erhalten in vielen Fällen die Gesundheit und sind nicht Krankheitserreger!

Bettnässen

Das nächtliche, unbewußte Einnässen, das nach Beendigung des dritten Lebensjahres fortbesteht, muß als krankhaft bezeichnet werden. Es ist ein »verschwiegenes« Leiden, das Kinder und Eltern gleichermaßen betrifft und belastet. Obwohl sich diese Störung für das Kind zu einem kleinen Alptraum und für die Mutter zu einer peinlichen Bürde auswachsen kann, wird sie oft verharmlost. Und trotz des Wissens der Erwachsenen, daß dieses Leiden ihre Kinder im Schlaf überfällt, wachsen – meist unbewußt – elterliche Aggressionen dem Kind gegenüber. So entsteht dann bald eine Art von Teufelskreis, durch den sich das Leiden verschlimmert – das kindliche Schuldgefühl wächst, der stumme Vorwurf der Eltern wird bedrückender, die Verunsiche-

Nieren-Blasen-Tees:

• *Bärentraubenblätter*
• *Folindor*
• *Ackerschachtelhalm*

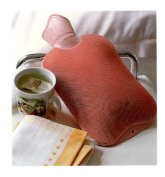

Mit Wärme und viel Flüssigkeit können Sie Blasenentzündungen vorbeugen.

Für das Kind ein Alptraum

Psychische Ursachen

Oft muß Bettnässen als Zeichen einer Fehl- oder Rückentwicklung im seelischen Bereich angesehen werden. Es ist »eine Flucht nach rückwärts ins verlorene Kinderparadies«. Das Kind sucht Geborgenheit im Urelement »Feucht und Warm« wiederzufinden. Man könnte auch sagen, daß dies die »ungeweinten Tränen« am falschen Ort sind.

Zum Arzt

rung des Kindes nimmt dadurch zu –; die Heilungschance rückt damit in weite Ferne. Ohne Abklärung durch den Arzt ist eine erfolgreiche Behandlung nicht möglich.

Wenn vom Arzt chronische Erkrankungen im Nieren-Blasen-Bereich oder Fehlbildungen und Entwicklungsverzögerungen festgestellt wurden, können einige Formen des Bettnässens gezielt behandelt werden.

Bei der weit größeren Zahl der Kinder allerdings liegt die Ursache dieser Störung in ihrer psychischen Entwicklung; in diesen Fällen sind Sie auf die Hilfe eines Kinderpsychologen, Kinderpsychagogen oder Kinderpsychotherapeuten angewiesen, die um so schneller erfolgreich ist, je differenzierter sie mit homöopathischen Medikamenten durch Ihren Arzt unterstützt wird.

Da die richtige Auswahl der Homöopathika individuell getroffen werden muß, kann ich Ihnen hier keine Medikamente nennen. Sie haben aber die Möglichkeit, die Behandlungen mit geeigneten Maßnahmen einzuleiten oder zu unterstützen.

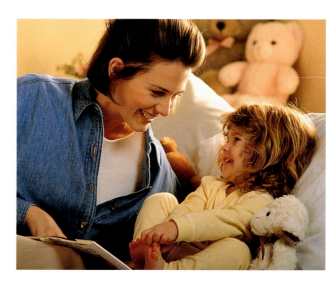

Lassen Sie den Tag harmonisch ausklingen – beim Zubettgehen genießen Kinder die kleinen vertraulichen Gespräche mit Mutter oder Vater und finden danach leichter in den Schlaf.

Blasen- und Nierenerkrankungen

Kaltabwaschungen
Morgens und abends den unteren Rücken mit einem feuchtkalten Schwamm kurz abwaschen. Stellen Sie sich diese Maßnahme vor, dann zieht sich schon beim Gedanken daran die Muskulatur im gesamten unteren Beckenbereich zusammen – und eben diesen Effekt des Bewußtwerdens im Blasenmuskelgebiet nützen Sie hier mit großem Erfolg aus.

Johanniskraut hilft
Abends Einreiben der Oberschenkelinnenseiten mit *Johanniskraut-Öl* (Seite 44). Dadurch wird die Sensibilität der Blasenschließmuskulatur erhöht.
Eine Kur mit *Johanniskraut-Tee* oder der von Apotheker Pahlow angegebenen Mischung, aus *Johanniskraut 20,0, Melissenblätter 10,0* und *Orangenblüten 5,0*.
1 gehäufter Teelöffel der Mischung mit 1/4 Liter kochendem Wasser übergießen, 1/4 Stunde ziehen lassen, danach abseihen. Über längere Zeit morgens und mittags je 1 Tasse Tee trinken. Ungesüßt wirkt der Tee am intensivsten.

Maßnahmen ausprobieren
Aus Erfahrung weiß man, daß viele Kinder nur in Rückenlage einnässen. Bindet man ihnen abends eine Windel so um den Bauch, daß der Knoten auf dem Rücken ist, dann gewöhnen sie sich an, in Seitenlage zu schlafen. Schon manches Kind ist so von seiner Störung befreit worden.
Zum Abschluß noch dies: Völliger Flüssigkeitsentzug von nachmittags an ist nicht unproblematisch. Geben Sie ab Mittag kein Mineralwasser, da viele Mineralwässer harntreibend wirken. Auch das nächtliche Aufwecken bekommt einigen Kindern nicht, doch hat es auch schon in einigen Fällen glänzend gewirkt. Man muß ausprobieren, welche Maßnahmen hier helfen, und auch mal undogmatische Methoden versuchen.

Verständnis für das Kind, keine Ermahnungen oder gar Drohungen, keine Vorwürfe – das ist das Wichtigste. Die Liebe zu Ihrem Kind, die es täglich fühlt, wird jede Behandlung am wirkungsvollsten unterstützen.

■ **Unterstützend**

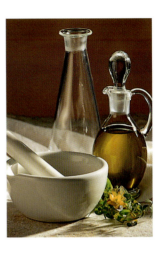

Johanniskraut, innerlich als Tee und äußerlich als Rotöl, hilft dem Kind.

Ein kleiner Trick, mit dem Sie Ihrem Kind helfen können

Zeigen Sie Ihrem Kind Ihre Liebe

Zeckenbisse

Übertragung von schweren Krankheiten

Durch einen Zeckenbiß (Menschen, die stark schwitzen, sind anfälliger) können die Frühsommer-Meningoenzephalitis (FSME) und die Borreliose übertragen werden. Die FSME tritt selten auf, und nur in umgrenzten Gebieten, die Borreliose häufiger.

Gegen FSME gibt es eine Impfung, die in Fachkreisen sehr umstritten ist (unangenehme, teilweise schwere Nebenwirkungen); gegen Borreliose gibt es keine Impfung.

Das können Sie tun

Empfohlenes Vorgehen: In den durch Zecken gefährdeten Gebieten jeden Abend den Körper absuchen (die Krankheitsübertragung findet meist erst 10 Stunden nach dem Biß statt). Die Zecke mit Hilfe der Zeckenpinzette entfernen – niemals ersticken durch Öl oder Klebstoff! Da man nicht weiß, welche Zecke infektiös ist (wahrscheinlich jede dritte oder vierte), rate ich bei jedem Biß zu:
- *Mercuris solubilis D6* (DHU) – eine Woche lang dreimal täglich 5 Globuli;
- *Zeckenbißfieber Nosode D30* und *Borrelia Nosode D30* (beide: Staufen Pharma) – je einmal eine Ampulle an drei aufeinander folgenden Tagen trinken.

Danach muß die Bißstelle beobachtet werden. Dehnt sich die Rötung aus: zum Arzt!

Allergien

Wodurch werden Allergien ausgelöst?

Eine »Allergie« bedeutet eine »Andersreaktion« des menschlichen Organismus auf körperfremde Substanzen. Die Betonung liegt auf »anders«; denn die Fähigkeit des Organismus, in der richtigen Weise zu reagieren, ist lebensnotwendig. Besitzt der Organismus diese Reaktionsfähigkeit nicht (die »Anergie«), dann kann der Mensch beispielsweise bei der kleinsten Infektion schwer erkranken oder gar sterben. Das gesunde Mittelmaß ist die »Normergie«, die normale Reaktionsfähigkeit.

Die häufigsten Allergieformen:

- *Nesselfieber*
- *Ekzem*
- *Spastische Bronchitis*
- *Asthma*
- *Heuschnupfen*

Voraussetzung für die Entstehung der allergischen Erkrankung ist das Vorhandensein eines Allergens, das ist ein von außen an den Organismus herankommender krankheitsauslösender Faktor.

Ob jedoch eine Allergie entsteht, welcher Art sie ist und letztlich auch ihr Schweregrad hängt allein ab von der Bereitschaft jedes Organismus, »anders« zu reagieren. Die meisten Menschen reagieren auf allergieauslösende Faktoren (Allergene) ohne Krankheitszeichen. Doch ist die Zahl jener, die »anders« reagieren, heute in stetem Ansteigen.

Allergien werden häufiger

Wie sich die »Andersreaktion« des Körpers zeigt

Die häufigsten und in unserem Zusammenhang wichtigsten allergischen Reaktionen zeigen sich auf der Haut, bekannt als Urtikaria (Nesselfieber) und als Ekzem, aber auch als Erkrankungen der Luftwege, beim Kind vor allem in einer spastischen Bronchitis beziehungsweise Asthma sowie Heuschnupfen.

Auslöser: Reizstoffe und seelische Belastung

Heute nimmt das Allergieproblem einen beträchtlichen Teil der Zeit unseres ärztlichen Handelns ein. Hierfür ist zunächst die forcierte Industrialisierung mit all ihren bekannten Randerscheinungen verantwortlich; sie liefert viele Reizstoffe in Luft, Wasser, Nahrung und Kleidung, die zu den unterschiedlichen allergischen Reaktionen führen können. Aber auch die Veränderungen der familiären Struktur – Kleinfamilien, Berufstätigkeit beider Eltern, verminderte familiäre Gemeinsamkeiten, labile Ehesituationen – begünstigen die Entstehung von Allergien. Dazu kommt – und hier wird die Ursachendeutung schon schwieriger –, daß alle Menschen, vor allem aber Kinder, zunehmend anfälliger werden für diese **N o x e n .**

N o x e : *Stoff oder Umstand, der eine schädigende Wirkung auf den Organismus ausübt*

Denken Sie nur an den Heuschnupfen; vor fünfzig Jahren noch war diese Erkrankung sehr selten, obwohl es die auslösenden Blüten- und Gräserpollen in derselben Form gab wie heute.

Die Ursachen behandeln

Eine heilende Beeinflussung der allergischen Krankheiten ist nur möglich, wenn wir ihrer im Menschen versteckten Ursache möglichst nahekommen. Nicht die Desensibilisierung, das Unempfindlichmachen gegen die schädigenden Faktoren, wird den Patienten wieder ins Gleichgewicht bringen, wir müssen uns vielmehr

Natürliche Behandlung

bemühen, aus der Gesamtheit der erkennbaren Symptome und der allergischen Reaktionen im körperlichen wie im seelischen Bereich einen Einblick in das Wesen des Krankheitsprozesses zu erhalten. Dabei muß uns bewußt sein, das gilt für alle Erkrankungen, daß wir im Grunde immer nur das äußere Bild des Krankheitsgeschehens erfassen. Das wirklich Krank-Machende, das Aus-dem-Gleichgewicht-Bringende spielt sich in Bereichen ab, die uns unzugänglich sind.

Was Sie selbst tun können

Welchen Beitrag können wir, gemäß unserem Wunsch, naturgemäß zu heilen, bei der Allergie leisten?

- Ersatz der Kuhmilch durch Soja- und Mandelmilch, vor allem bei Asthma mit feuchtem Auswurf und bei feuchten Ekzemen. Quark (nicht Joghurt) kann versucht werden.
- Reduzierung, wenn möglich langsames Weglassen von Zucker und zuckerhaltigen Nahrungsmitteln. Ersatz durch Honig (nach dem 9. Lebensmonat), Rosinen, Feigen, Datteln, Trockenfrüchte.
- Reduzierung von Kochsalz (nicht kochsalzloses Essen), vor allem bei trockenen Ekzemen und Asthma mit schlecht sich lösendem Auswurf.
- Ein großer Umstimmungsreiz kann von einigen (8 bis 10) Rohkosttagen erwartet werden, die natürlich

Die wichtigsten Selbsthilfe-Maßnahmen:

- *Keine Kuhmilch*
- *Wenig Zucker (Honig erst nach dem 9. Lebensmonat)*
- *Wenig Kochsalz*
- *Rohkosttage*
- *Warme Bäder*
- *Klimawechsel*

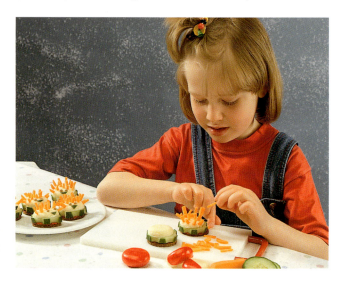

Beim Schnippeln und Garnieren kommt den kleinen Helfern der Appetit auf Rohkost von alleine.

nur größeren Kindern zugemutet werden sollten.
Dabei ist auf gutes Kauen zu achten. Rohkost sollte
nicht zur Dauernahrung werden; allerdings kann nach
den Rohkosttagen ein Viertel der täglichen Nahrung
weiterhin aus Rohkost bestehen.

• Einmal wöchentlich sollte ein Überwärmungsbad
(Seite 50) durchgeführt werden – bei Ekzemen mit
Zusatz von Stiefmütterchen-Abkochung (-sud), bei
Asthma mit Heublumen (Seite 51).

Kein Überwärmungsbad bei Cortison-Behandlung

Vorsicht mit dem Überwärmungsbad bei Patienten, die
mit Cortison behandelt wurden! Sie dürfen das erste
Bad frühestens acht Wochen nach der letzten Cortison-
gabe machen!

• Symbioselenkung (Seite 59).

• Auf warme Füße achten. Allergieanfällige Menschen
leiden oft unter kalten Füßen. Abends warme Fußbäder
(Seite 51) unter Zusatz von zwei gehäuften Eßlöffeln
Senfmehl. Ein solches Fußbad kann bei einem
Asthmaanfall krampflösend wirken!

• Ein Klimawechsel; es kommt sowohl das Meer als
auch das Gebirge in Frage.

Die Klimakur

Klimakuren im Mittelgebirge sind ohne Effekt; von
schwacher Wirkung ist die Ostsee. Am besten ist eine
Kur an der Nordsee oder am Atlantik. Der Aufenthalt
sollte mindestens vier, besser noch sechs Wochen
dauern; eine kürzere Dauer ist ohne Wirkung. Jahres-
zeitlich gibt es keine Einschränkung.

Die Reaktionen auf einen Aufenthalt am Meer sind sehr
unterschiedlich und reichen von einer Verschlechte-
rung des Zustandes (sehr selten) bis hin zur völligen
Ausheilung. Die Wirkung ist nicht vorauszusagen, in
der Mehrzahl der Fälle jedoch
ist sie positiv, so daß ein
Versuch immer anzuraten ist.
Die Klimakur im Gebirge wirkt
fast immer außerordentlich
positiv bei Aufenthalt auf
geologisch altem Gestein, also
auf Urgestein – so in Öster-
reich im Ötztal und in der
Schweiz in Graubünden, im

Grenzen der Klimakur

In den Fällen, in denen erfahrungsgemäß
psychische Faktoren die allergischen Schübe
auslösen, ist die am Meer oder im Gebirge
deutliche Besserung nur von kurzer Dauer.
Auch Kurwiederholungen verbessern das
Resultat nicht.

96   Natürliche Behandlung

Engadin und im Wallis. Gebirgskuren auf Kalkgestein, also auf geologisch jungem Gestein, beispielsweise im Wetterstein- oder im Karwendelgebirge und in den Dolomiten, haben meist keine gute Wirkung.
Eine Vertiefung der Wirkung bringt eine Wiederholung der Kur nach ein und zwei Jahren.

Allergien müssen ursächlich und individuell behandelt werden

Alle genannten Maßnahmen haben nur sekundäre Bedeutung, vor allem kann man mit ihnen in den seltensten Fällen eine Allergie heilen. Es kann sogar gelegentlich zur Verschlimmerung des Erscheinungsbildes kommen.
Diese Hinweise können also nicht jedem Kind Hilfe bringen. Ich habe schon erlebt, daß sich allergische Ekzeme deutlich besserten, nachdem Kinder wieder Kuhmilch tranken, die lange Zeit durch andere Eiweißsubstanzen ersetzt worden war.

Hilft die Desensibilisierung?

Eine Desensibilisierung gegen die – ausgetesteten – auslösenden Allergiefaktoren (wie Gräser oder Tierhaare) versetzt den Organismus nur in den Stand, gegen diesen einen Stoff nicht mehr allergisch zu reagieren; die Grundkrankheit, also die Tatsache, daß es überhaupt zu einer allergischen Reaktion kommt, bleibt dabei unberücksichtigt. Oft tritt nach einer scheinbar erfolgreichen Desensibilisierung eine Sensibilität auf andere Stoffe auf.

Die Ursache individuell behandeln

Toleranz, Beweglichkeit im Denken und lebendiges Beobachten, Befreiung von Fanatismus – das sind die Voraussetzungen für eine glückliche Hand beim Behandeln von Krankheiten.
Wir lernen bei unserem therapeutischen Bemühen immer wieder: Jeder Mensch ist eine einmalige Persönlichkeit. Wir müssen gerade bei Allergien der Forderung nach einer ursächlichen, individuellen Behandlung gerecht werden, was am sichersten mit Hilfe der Homöopathie geschieht.

Den Arzt fragen ■

Da das Auffinden der richtigen Arznei wegen der Kompliziertheit des Geschehens meist sehr schwierig ist, möchte ich Ihnen dringend empfehlen, einen erfahrenen homöopathisch therapierenden Arzt zu konsultieren.

Allergien

Allergisches Asthma

Unterstützen Sie die medikamentöse Behandlung mit folgenden Maßnahmen: Bei den geringsten Anzeichen beginnender Atmungsbeschwerden legen Sie einen *Quarkwickel* an (Seite 53) und führen *Senfmehlfußbäder* durch (Seite 51). Manche Kinder mögen den Quarkwickel nicht, dann wird der entkrampfende *Zitronenbrustwickel* durchgeführt (Seite 54). Gleichzeitig bieten Sie dem Kind Tee an.

Teemischungen – nicht nur für den Akutfall

Als krampflösende Mischung hat sich bewährt:
- *Holunderblüten 25,0, Huflattichblätter 20,0* und *Fenchelfrüchte 5,0*.

Hat man den Eindruck, die Beschwerden werden nicht so sehr durch Verkrampfung, sondern durch schlecht sich lösenden Schleim verursacht, so ist folgende Mischung vorzuziehen:
- *Huflattichblätter 30,0* und *Spitzwegerichblätter 30,0*.
- Zubereitung und Anwendung beider Teemischungen: 1 Teelöffel der Mischung mit 1/2 Liter kochendem Wasser überbrühen, 10 Minuten ziehen lassen, abseihen und mit etwas Honig süßen. Über den ganzen Tag verteilt viertelstündlich einen Schluck warmen Tee. Bei Neigung zu häufigen asthmatischen Anfällen ist es vorteilhaft, im krankheitsfreien Intervall zweimal täglich 1 Tasse der Teemischung (je nach Beschwerde schleim- oder krampflösend) zu trinken, allerdings sollte der Tee dann dünner zubereitet werden: Brühen Sie 1/2 Teelöffel der Mischung mit 1/2 Liter kochendem Wasser auf.

Das Ausatmen üben

Lassen Sie sich von einer Atemtherapeutin Übungen zeigen, die die Ausatmung fördern, und üben Sie mit Ihrem Kind. Bei Asthma ergibt sich dadurch, daß die kleinsten Atemgefäße verkrampft sind, ein Ausatmungsproblem: Die Atemluft kann nicht vollständig ausgeatmet werden, für die einzuatmende Luft ist kein Platz vorhanden.
Beruhigende Ausatmungsübungen können also außerordentlich wohltuend wirken. Läßt die Angst nach, löst sich auch die Verkrampfung.

Unterstützende Maßnahmen:

- *Quark- oder Zitronenwickel*
- *Senfmehlfußbad*
- *Spezielle Tees*
- *Atemtherapie*

Krampflösender Tee

Schleimlösender Tee

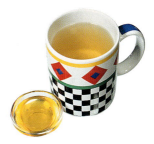

Etwas Honig im Tee versüßt die Arznei.

98 Natürliche Behandlung

Salbe gegen Juckreiz

Das allergische Ekzem

Das allergische Ekzem kann mit Sicherheit durch äußere Salbenanwendungen nicht geheilt werden; Salbe sollte man also nur zur Juckreizlinderung verordnen.

Für die verschiedenen Ekzemformen sind unterschiedliche Salbenzusammensetzungen erforderlich.

Eine *Salbenmischung,* die sich bei vielen Formen sehr bewährt hat: eine Dose (35 g) Ekzevowensalbe (Weber & Weber), gemischt mit 80 g Vaseline und 80 g Penatencreme (die Mischung kann Ihnen in der Apotheke bereitet werden). Diese Salbe, zweimal täglich dünn auf die am stärksten juckenden Stellen aufgetragen, bringt im allgemeinen deutliche Verminderung des Juckreizes.

Auch mit *feuchten Auflagen* (Seite 55) werden feuchte Ekzeme behandelt, am vorteilhaftesten mit einem Stiefmütterchen-Aufguß unter Zusatz von 5prozentigem Eichenrinden-Extrakt.

Bei entzündetem Ekzem

Ist das Ekzem entzündet, was leider immer wieder vorkommt, so empfiehlt sich die Anwendung von *Zinkschüttelmixtur mit 5prozentiger Calendula-Essenz* (wird Ihnen in der Apotheke zubereitet) – zweimal täglich einpinseln.

> **T I P**
>
> ▼
>
> Achten Sie bei feuchten Auflagen darauf, daß durch die Feuchtigkeit keine zu starke Kälteeinwirkung entsteht – die Kompressen müssen also häufiger warm erneuert werden.

Erkrankungen der Haut

Verletzungen

Jede, auch die kleinste Verletzung mit einer Nadel oder durch einen Rosendorn kann eine Tetanusinfektion bewirken.

Schutz vor Tetanus: die Impfung

Diese Erkrankung kommt zwar selten vor, da jedoch in keinem Fall vorhersehbar ist, ob sich eine Tetanusinfektion entwickelt, die Mehrzahl der auftretenden Erkrankungen aber tödlich verläuft, gibt es keine Alternative zur Tetanus-Impfung (Seite 116).

Das erste bei einer Verletzung, gleich welcher Art, ist eine Reinigung mit *Calendula-Essenz,* im Verhältnis 1:5 mit Wasser verdünnt (Seite 43).

Bei kleineren Wunden legen Sie einen Salbenverband an mit *Populus cpSalbe* (Jso-Werk) oder *Wund- und Brandgel* (Wala) oder *Heilsalbe* (Weleda).

Riß- und Platzwunden sowie große Schürfwunden müssen vom Arzt versorgt werden (Ruhigstellung). Innerlich, das erhöht die Heiltendenz sehr, geben Sie

- bei Schnittwunden *Staphisagria D12* – einmal täglich 5 Tropfen;
- bei Rißwunden *Calendula D12* – einmal täglich 5 Tropfen;
- bei Quetschungen oder Beulen zunächst *Arnika D6* – dreimal täglich 5 Tropfen, nach vier Tagen *Acidum sulfuricum D12* – einmal täglich 5 Tropfen;
- bei Verrenkungen *Rhus tox. D12* zusammen mit *Arnika D12* – von jedem Mittel einmal täglich 5 Tropfen;
- bei Knochenbrüchen *Symphytum D6* – dreimal täglich 5 Tropfen, zusammen mit *Calcium phosphoricum D12* – einmal täglich 5 Körnchen (Globuli), morgens;
- bei Blutungen, zur Blutstillung bei Verletzungen, bei Bluterguß, auch bei der Kopfgeschwulst nach der Geburt (Seite 13) Kompressen mit *Arnika-Tinktur* (Seite 43) auf die verletzte Stelle, dazu innerlich *Arnika D6* – dreimal täglich 5 Tropfen.

■ **Zum Arzt**

Homöopathika fördern die Heilung

Vor einer Operation
Muß Ihr Kind operiert werden, so ist die Gabe von *Arnika D6* (Quetschung, Blutstillung) und *Staphisagria D6* (Schnittwunden) hilfreich: Drei Tage vor bis sieben Tage nach der Operation, jeweils in der oben angegebenen Dosierung.
Übrigens: Manche Kinder erholen sich schlecht von einer Narkose – sie sind längere Zeit danach unlustig, müde, weinerlich, nicht mehr »die Alten«. Hier empfehle ich das Präparat *Aurum/Valeriana comp.* (Wala) – drei Wochen lang dreimal täglich 10 Körnchen (Globuli).

■ **Vorbeugend**

Verbrennungen
Wund- und Brandessenz (Wala) oder *Combudoron-Essenz* (Weleda), im Verhältnis 1:10 mit Wasser verdünnt, als feuchte Umschläge aufgelegt, sind das beste als Erste Hilfe bei jeder Art von Verbrennungen, noch bevor Sie zur Klärung des weiteren Vorgehens den Arzt aufsuchen. Durch diese Umschläge wird nicht nur

■ **Zum Arzt**

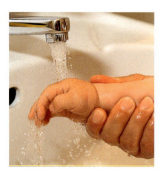

Halten Sie verbrannte Haut schnell für einige Minuten unter fließendes kaltes Wasser.

sofort dem Schmerz die Spitze genommen, sondern auch der Heilungsprozeß eingeleitet.
• Innerlich unterstützen Sie mit *Cantharis D6* – dreimal täglich 5 Tropfen, zusammen mit *Causticum D12* – einmal täglich 1 Tablette.

Insektenstiche

Bei den sehr seltenen Überempfindlichkeitsreaktionen gegen Insektenstiche und bei Stichen in den Rachen, vor allem von Wespen, Bienen, Hornissen, besteht Gefahr. In solchen Fällen sofort zum Arzt!
Bei äußeren Stichen machen Sie zunächst *kühlende Auflagen,* am besten mit Zwiebel-, Kartoffel- oder Apfelscheiben, die Sie auf die Stiche legen, zusätzlich *Calendula-Umschläge* (Seite 43). Diese Maßnahmen sind vor allem bei Wespenstichen, die sich leicht entzünden können, erforderlich. (Wespen ernähren sich auch von Abfällen, Bienen fast nur von Nektar.) Durch die Umschläge wird der erste Schmerz genommen, und die Schwellung hält sich in Grenzen.
• Innerlich geben Sie *Apis D6* – dreimal täglich 5 Tropfen – bis die Schwellung abgeklungen ist.

Hauteiterungen

Zum Arzt ■

Infizierte, eiternde Wunden reinigen sich immer, wenn Sie *Calendula-Umschläge* (Seite 43) auflegen. Die Ringelblume ist bei Eiterungen wirklich ein Wundermittel. Später machen Sie *Calendula-Salbenverbände*. Die notwendige innerliche Behandlung bei eiternden Wunden muß dem Arzt vorbehalten bleiben.
Bei schlechter Heilhaut aber, wenn die kleinsten Wunden, gleichgültig welcher Art, sich entzünden, dann sollten Sie über längere Zeit *Hepar sulfuris D12* geben – einmal täglich 1 Tablette.

Furunkulose

Zum Arzt ■

Reifung der Furunkulose können Sie erreichen durch Salbenauflagen mit *Mercurialis perennis Salbe 10%* (Weleda). Ruhigstellung ist erforderlich.
Die notwendige innere Behandlung kann nur der Arzt bestimmen. Wenn eine Furunkulose längere Zeit besteht, muß zur Konsultation immer eine Urinprobe zur Zuckeruntersuchung mitgebracht werden.

Akne

Akne tritt meist vor, während oder nach der Pubertät auf. Es gibt verschiedene Ursachen, meist kommen mehrere Faktoren zusammen: Stoffwechselstörungen in Form von Verstopfung, schlechte Eßgewohnheiten und nicht selten psychische Probleme mit der ins Bewußtsein tretenden Sexualität. Bei allen Kindern mit Akne dürfen die Eltern ein offenes Gespräch über dieses Thema nicht scheuen; es kann eine Befreiung sein.

> **Für gute Verdauung sorgen**
> Am besten durch Kostumstellung: viel Vollkornernährung, Obst und Gemüse, Sauermilch in Form von Quark, Bioghurt und Kefir. Bitte nicht viel Süßigkeiten, vor allem keine oder nur wenig Schokolade, absolutes Schweinefleisch- und damit auch Wurstverbot.

• Äußerlich: Das Gesicht oder andere befallene Stellen morgens und abends mit *Akne-Wasser* (Wala) betupfen.
• Innerlich: *Akne-Kapseln* (Dosierung wie auf dem Beipackzettel angegeben).
In dem Großen Heilpflanzen-Buch von Apotheker Mannfried Pahlow (Seite 121) finden Sie sehr wirkungsvolle Teemischungen.
• Diätisch: keine Schokolade, wenig Zucker, Schweinefleisch und Wurst meiden.
Da die Akne leider an Hartnäckigkeit nichts zu wünschen übrigläßt, müssen wir in sehr vielen Fällen zu ausgesuchten homöopathischen Medikamenten greifen. Das passende Mittel kann nur der homöopathisch therapierende Arzt auswählen.

■ **Den Arzt fragen**

Fehlverhalten, Entwicklungsstörungen

Unruhe beim Säugling

Manche Kinder kommen als Schreier auf die Welt. Es scheint so, als ob die Entlassung aus der Wärme und der Flüssigkeitshülle des mütterlichen Leibes ihnen unbehaglich sei. Hat die Geburt lange gedauert, mußte sie durch Medikamente oder ärztliche Eingriffe unterstützt werden, so soll der erste und oft erfolgreiche Beruhigungsversuch mit einer einmaligen Gabe von *Arnika D30* und *Cuprum D30* – jeweils 5 Körnchen (Globuli) – unternommen werden.

102 Natürliche Behandlung

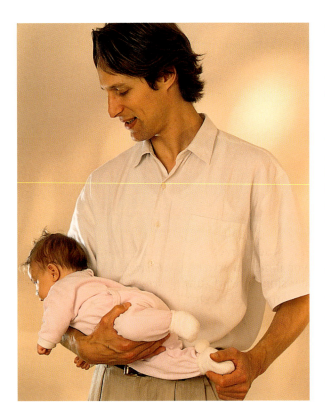

Manche Babys beruhigen sich in der »Fliegerhaltung«.

Statt der Brust: Tee

Später auftretende Unruhezustände, meist von der dritten oder vierten Lebenswoche an, sind im Zusammenhang mit der Nahrungsaufnahme und Verdauung zu sehen; darüber finden Sie auf Seite 12 ausführliche Informationen. Die berühmtberüchtigten Schreiattacken beim Zahnen und ihre richtige Behandlung habe ich auf Seite 15 beschrieben.

Warum Ihr Säugling nachts aufwacht und schreit
• Der Säugling hat Hunger, tagsüber war die Nahrungsaufnahme nicht ausreichend möglich. Dies ist hauptsächlich bei jungen Säuglingen zu beobachten, die, bedingt durch ihre Veranlagung, noch zu schwach sind, um ausreichend zu trinken. Hier gibt es Medikamente zur Behebung der Trinkschwäche (Seite 27).
• Der Säugling hat Schmerzen, meist verursacht durch Blähungen, die sich weder nach oben noch nach unten »befreien« können (Hilfen Seite 84).

Frühe Entwöhnung – damit Ihr Kind durchschläft
Das Baby steckt – sicher nicht, weil es Hunger hat, sondern eher, weil es dies so wunderschön findet – liebend gerne seine Nase auch nachts ein paarmal in die mütterliche Brust. Natürlich ist die Brust das beste Beruhigungsmittel, aber ein Verwöhnen durch nächtliches Hochnehmen und Anlegen hat zur Folge, daß das Kind nicht daran denkt, einmal eine Nacht durchzuschlafen, weil die Unterbrechungen ja viel zu schön sind. Hier heißt die Therapie »Entwöhnung«, und zwar je früher, desto einfacher. Zunächst geben Sie Ihrem Baby anstelle der Brust Fenchel- oder Kamillen-Tee

Fehlverhalten, Entwicklungsstörungen   103

(Rezepte Seite 38 und 40) – was natürlich auf Protest
stößt, doch es hilft nichts, Sie müssen der Stärkere
bleiben. Irgendwann, je nach Temperament und
Charakter Ihres Kindes (hier können Sie die ersten
Studien über seine Persönlichkeit anstellen), verschwindet das nächtliche Trinkbedürfnis und damit die
Unruhe. Der Pfad zwischen unangebrachtem Mitleid
und Behutsamkeit im Vorgehen ist oft recht schmal.
Natürlich kann durch Ihren Arzt dieser Prozeß medikamentös unterstützt werden.

■ **Den Arzt fragen**

Nervosität bei Klein- und Schulkind
Bei den »nervösen« Kindern – es ist dies eigentlich
eine willkürliche Einteilung – steht eine allgemeine
Bewegungsunruhe im Vordergrund. Weder kurzes
Zuhören noch ruhiges Sitzen ist von ihnen zu erwar-
ten, alles mögliche, ob sinnvoll oder sinnlos, wird zum
Herumspielen in die Hand genommen. Auch diskreter
tritt die Nervosität in Erscheinung: Zeitweilig fahrige
Zuckungen der verschiedenen Muskelgruppen, »Tics«,
besonders auffallend im Gesicht, oder das Nägelkauen
sind ein Hinweis auf eine erhöhte seelische Sensibilität. Ermahnungen oder Vorhaltungen bringen nur für
kurze Zeit eine Veränderung, oft verschlimmern sie
sogar das Bild.
Spielen und später auch das Lernen stehen unter dem
Zeichen von Fahrigkeit, mangelnder Ausdauer und
Konzentrationsschwäche. Je
nach Schweregrad werden die
Nerven der Mitmenschen,
speziell der Eltern, erheblich
strapaziert, so daß es von
dieser Seite zu unbeherrschten
Reaktionen kommt, die das
Ganze verschlimmern.
Wollen wir uns um eine
Beruhigung dieser Veranlagung bemühen – mehr ist
vordergründig scheinbar nicht
möglich –, so sollten wir
zunächst kritisch und selbst-
kritisch prüfen, ob das Kind
Schwierigkeiten ausgesetzt ist

Bewegungsunruhe,
Fahrigkeit, Konzentrations-
schwäche

Mannigfaltige Ursachen
Die Nervosität der Kinder ist immer in einer
gewissen konstitutionellen Veranlagung
begründet, die durch die vielen, schon oft
zitierten Faktoren erst zum Problem wird;
zum Beispiel durch Eifersucht oder dadurch,
daß die Eltern, weil beide berufstätig, nicht
genügend oder gar keine Zeit für ihr Kind
haben, durch ein Übermaß an optischen und
akustischen Reizen (Fernseher, Radio,
Plattenspieler, elektronisches Spielzeug),
durch falsche Kost oder Medikamenten-
wirkung – um nur einige zu nennen.

(siehe Kasten Seite 103). Ist das der Fall, müssen wir Abhilfe schaffen. Es ist klar, daß es leichter ist, diese Forderung aufzustellen, als ihr gerecht zu werden; ich meine jedoch, daß sich das eine oder andere immer verändern läßt.

Meine »guten Ratschläge«
• Richtige Ernährung (Seite 28) – auf einen kurzen Nenner gebracht: quantitativ keine zu üppige, qualitativ jedoch hochwertige Kost; Suppen, Gemüse und Brotaufstrich sind tunlichst Hefepräparate wie Hefeflocken, Vitam-R, Cenovis zuzusetzen.
• Keine nervenanregenden Getränke wie Kaffee, Tee oder gar Cola.

Heilpflanzen-Tees, die beruhigen

Bereiten Sie stattdessen als beruhigendes Dauergetränk einen wohlschmeckenden Heilpflanzen-Tee aus Melissenblättern, Johanniskraut, Baldrianwurzel, Malvenblüten, manchmal auch aus Kamille und Fenchel – einzeln oder in Mischungen zu gleichen Teilen (Rezepte Seite 38, 40, 42). Sie können den Tees Orangen- oder Lavendelblüten, die den Tee schön blau färben, hinzufügen, sie mit Honig etwas süßen, vielleicht auch mit Zitronensaft ansäuern.

Die Selbstheilungskräfte unterstützen
Eine der bemerkenswertesten Hilfen bei diesen Kindern geht von ihnen selbst aus: Ein plötzlich auftretendes Fieber, oft mit heftigen Träumen und Schweißausbrüchen, manchmal ohne weitere erkennbare Symptome, kann die »neuropathische« Veranlagung auflösen. Ein Segen, daß unser Körper diese Fähigkeit besitzt – und folgenschwer, wenn die Selbstheilungskräfte aus Unwissenheit oder unbegründeten Ängsten unterdrückt werden (Seite 24).

Die Heilkraft des Fiebers

Symbioselenkung

Professor Mommsen, ein erfahrener Kinderarzt, empfiehlt als weitere Behandlungsmöglichkeit die Symbioselenkung (Seite 59). Ich habe damit nicht so überzeugende Resultate in diesem Krankheitsbereich gesehen wie von ihm geschildert. Dies kann jedoch auch an der fehlenden Konsequenz bei der Einnahme der Medikamente liegen, die über ein Jahr zuverlässig erfolgen muß, und daran, daß die gleichzeitig geforderte strenge Diät nicht eingehalten wurde.

Fehlverhalten, Entwicklungsstörungen   105

Abschließend der Hinweis, daß mit Homöopathika hervorragende Möglichkeiten gegeben sind, diese Störungen positiv zu beeinflussen; doch sei zugegeben, daß in einigen Fällen eine gute Wirkung lang auf sich warten läßt. Ein erfahrener Arzt kann Sie beraten.

Langsame Umstimmung durch Homöopathika

Appetitstörungen

Für die Appetitlosigkeit unserer Kinder möchte ich drei Ursachen nennen: zu volle Töpfe – Folgen der Wohlstandsgesellschaft –, zu viel Gerede über und um das Essen, Krankheit und konstitutionelle Veranlagung.

Die richtige Ernährung:

- *Wenig Süßigkeiten*
- *Kräutertee als Dauergetränk*
- *Keine Zwischenmahlzeiten*
- *Vollwertkost*

Folgen der Wohlstandsgesellschaft
Sie sind schwierig zu beeinflussen, zumal die Umgebung der Kinder oft einen unseligen Einfluß hat. Hierauf ist zu achten: Reduzierung von Süßigkeiten und von geschmacklich korrigierten Getränken; Durst sollte nur gestillt werden mit ungesüßtem Kräutertee (Seite 33). – Keine Zwischenmahlzeiten; dies gilt generell für jedes Kind, ist aber bei Appetitstörungen besonders wichtig; der Magen muß auch einmal zur Ruhe kommen. – Zur Schulpause und am Nachmittag sollte das Kind einen Apfel oder eine Birne essen, wobei einheimisches Obst allen Südfrüchten vorzuziehen ist. – Kräftige, einfache Vollwertkost (Seite 29).

Zuviel Gerede ums Essen verdirbt den Appetit
Manchem Kind verschlägt schon der Gedanke ans Essen den Appetit, weil stets und ständig an seinen Eßgewohnheiten herumgenörgelt wird. Die ihm gegenüber von den Eltern ständig geäußerte Sorge wirkt schließlich wie ein Anti-Appetit-Mittel. In diesen Fällen hilft nur eins: Über diese Störung darf nicht mehr gesprochen werden! Außerdem bekommt das Kind nur sehr wenig Essen (zwei Teelöffel voll) auf den Teller, der ihm wortlos gereicht wird. Ißt es diese kleine Menge auf, so ist die Frage, ob es noch mehr möchte, nicht erlaubt. Verlangt es von selbst nach mehr, wird ihm kommentarlos wieder eine kleine Menge auf den Teller gegeben; ist es satt, dann muß diese Tatsache wortlos akzeptiert werden. Rührt das Kind das Essen nicht an, dann seien auch Sie ungerührt! Das kann sehr wohl zunächst ein paarmal vorkommen, der Anti-

Die wichtigsten Verhaltensregeln:

- *Nicht übers Essen reden*
- *Nur kleine Portionen*
- *Geduld, Disziplin und Phantasie*

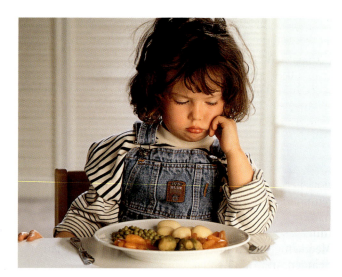

Appetitmangel wird durch einen überfüllten Teller verstärkt; geben Sie stets kleine Portionen.

Appetit-Reflex, ausgelöst schon durch den Gedanken an Essen (vom Geruch oder vom Darüber-Reden ganz zu schweigen), bildet sich erst langsam zurück. Bewahren Sie Geduld, halten Sie auf Disziplin, entwickeln Sie Phantasie, und plaudern Sie beim Essen fröhlich über alle möglichen schönen Dinge. Eines kann ich Ihnen versichern: Haben Sie dieses alles durchgestanden, dann sind Ihnen der Erfolg dieser Bemühungen und die Dankbarkeit des Kindes sicher; verhungert ist aus diesem Grund noch kein Kind. Aber schon manches Kind hat die Nahrungsverweigerung als Erpressung benutzt und die zunehmende Ratlosigkeit seiner Eltern »genossen«.

Appetitmangel wegen Krankheit oder Veranlagung

Nach jeder Krankheit: Ruhe

Bei Kindern, die nach einer Krankheit nicht so richtig wieder die »Alten« werden, müssen wir uns auch daran erinnern, daß eine große Hilfe bei jeder Heilung die ausreichende Ruhe ist. Es ist wichtig, daß bei jeder fieberhaften Erkrankung die notwendige Bettruhe eingehalten wird – danach stellt sich der Appetit bald von alleine, oft sogar verstärkt wieder ein.

Mittel, die den Appetit und die Verdauungsdrüsen anregen

• Medikamentös stehen uns einige bewährte Heilmittel zur Verfügung, von denen jeweils eines gegeben wird: *Nährkraftquell* (Weleda) – dreimal täglich 1 Tablette; *Roseneisen/Graphit* (Wala) dreimal täglich 3 bis

5 Globuli; *Levico cps.* (Wala) dreimal täglich 3 bis
5 Globuli.
• Da als Ursache der Appetitlosigkeit hin und wieder
eine ungenügende Magensaftproduktion festgestellt
wird, hier eine bewährte Zusammenstellung aus Heil-
pflanzen-Säften zur Anregung der Verdauungsdrüsen:
Gentiana D1 und *Abrotanum D1* (je 20 ccm) – dreimal
täglich 5 bis 10 Tropfen, möglichst eine Viertelstunde
vor dem Essen.
Bei einer Appetitlosigkeit, die aufgrund einer konstitutionellen Situation auftritt – meist bei zarten, zu
lymphatischen Reaktionen neigenden Kindern mit
häufigen Erkrankungen im Nasen-Rachen-Bereich –,
muß das für die spezielle Eigenart des Kindes richtige
Medikament gefunden werden, was nur dem behandelnden Arzt möglich ist.

■ **Den Arzt fragen**

Schlafstörungen
Eine Einschlaf- oder Durchschlafstörung ist, vor allem
bei Kindern, immer ein Zeichen für eine ganzheitliche
Störung; das gilt auch für eine chronische Müdigkeit,
also die Unfähigkeit, voll in den Wachzustand hineinzufinden.
Schlaf ist keine Tätigkeit, so wie man sie sich beispielsweise vom Verdauungsapparat vorstellt, sondern ein
Zustand des gesamten Menschen innerhalb einer
Zeiteinheit, die sich rhythmisch wiederholt. Das
Denken, die seelischen Empfindungen und die Sinnes-
wahrnehmungen sind in ihrer Aktivität weitgehend
unterbrochen, während die Organe, so Herz, Lunge,
Magen, Darm, Drüsen, Leber, Nieren, kontinuierlich
weiterarbeiten.

*Was den Schlaf vom
Wachsein unterscheidet*

Warum Ihr Kind nicht in den Schlaf findet
Auf Unruhe und Schlafstörungen der Säuglinge wurde
schon hingewiesen (Seite 15, 101). Von den älteren
Kindern werden nicht selten jene in der Nacht unruhig
und schrecken aus dem Schlaf auf, bei denen der Tag
mit Unruhe in der Umgebung angefüllt war. Zu viele
und zu verschiedenartige optische und akustische
Eindrücke, die Nervosität der Eltern, sogar die Unbe-
herrschtheit der Mitmenschen untereinander beeinflussen die Schlafqualität der Kinder erheblich.

**Häufigste Ursachen für
Schlafstörungen:**

• *Zuviel Unruhe am Tag*
• *Zuviel Essen*
• *Zappelei*
• *Ängste*

Auch eine zu reichliche Ernährung ist für den Schlaf nicht förderlich, da die Verdauungsorgane dadurch überlastet sind. Immer wieder ist zu beobachten, daß dicke, plumpe und bewegungsunlustige Kinder, die leicht zum Schwitzen neigen, nicht richtig in den Schlaf finden.

Auch werden immer wieder Kinder in der Praxis vorgestellt mit Schlafstörungen, die ihre Ursachen in einer permanenten Unruhe der Arme und Beine haben. Es sind dies Kinder wie der aus dem »Struwwelpeter« bekannte Zappelphilipp – einem Buch übrigens, das für Kinder, unter psychologischem Aspekt beurteilt, nicht sehr empfehlenswert ist.

Zu erwähnen sind auch Ein- und Durchschlafstörungen, hervorgerufen durch vielerlei Ängste, die bei Kindern schon sehr früh auftreten können.

Wie Sie Ihrem Kind helfen können

Mit Sicherheit ist es leichter, die Gründe für Schlafstörungen aufzuzeigen, als einen Rat zu geben, wie man ein Kind aus den eingefahrenen Dysrhythmien wieder zurückführen kann in den normalen Schlaf-Wach-Rhythmus.

Abends eine leichte Mahlzeit

Doch gibt es sicher immer die Möglichkeit, einiges von der Reizüberflutung auszuschalten und das Kind verantwortungsbewußt zu ernähren (Seite 28).

Am Abend sollten Sie Ihrem Kind eine in ihrer Menge etwas reduzierte, leichte, aber vollwertige Mahlzeit geben – bitte nicht direkt vor dem Zubettgehen.

Und auch hier gilt: Wird eine Krankheit »natürlich« durchgestanden, hat dies selbstverständlich auch positive Auswirkungen auf den Schlaf.

Was die übererregbaren, die »nervösen« Kinder betrifft, so habe ich die Erfahrung gemacht, daß dies oft phantasievolle Kinder sind, die später eine besondere schöpferische Begabung zeigen. Mir erscheint es fragwürdig, diese Kinder durch Schlafmittel oder gar Psychopharmaka in ihrer »Eigenartigkeit« zu beein-

Homöopathika helfen, die Nervosität abzubauen

flussen, denn es gibt neben der Reduzierung der äußeren Reize genügend natürliche Heilmittel, mit denen man ihnen helfen kann.

Bei den Zappelphilipp-Kindern beispielsweise kann das Medikament *Zincum valerianicum D6* – dreimal

Fehlverhalten, Entwicklungsstörungen

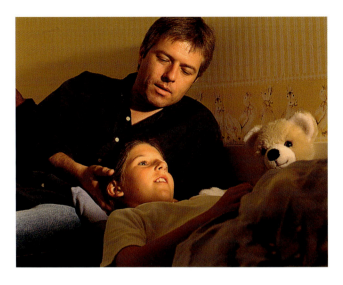

Das allabendliche Gespräch hilft allen Kindern, ruhigen wie nervösen, das am Tag Erlebte zu verarbeiten.

täglich 5 Tropfen vor dem Essen, über einen Zeitraum von einem Vierteljahr verabreicht – eine beachtliche Einschränkung der motorischen Übererregbarkeit bringen.

Der Tagesausklang – für alle Kinder wichtig
Beenden Sie den Tag immer mit einem abendlichen Zwiegespräch (Seite 17). Die wichtigsten Tagesereignisse sollten noch einmal als Bild in der Erinnerung stehen; Schönes sollte besprochen, Richtiges gelobt werden, es sollte wenig getadelt, jedenfalls immer verziehen werden.
Ein Gebet oder Lied schließt die kleine, intime, für jedes Kind gesonderte »Feier« ab.
Man kann sich als Erwachsener kaum vorstellen, wie positiv, wie heilend die Kräfte sind, die für das Kind von einer solchen elterlichen Hilfe vor dem »Eintauchen« in die Schlafwelt ausgehen.
Sie brauchen sich auch nicht zu scheuen, von dem schützenden Wirken der Engel zu sprechen; für die meisten Kinder sind Engel Wirklichkeit, und sie sind dankbar, wenn Erwachsene an ihrer Welt ohne Schmunzeln oder gar Spott teilnehmen.

Helfen Sie Ihrem Kind, unbeschwert in den Schlaf zu finden

110 Natürliche Behandlung

Schlaftees für Kinder

Als praktische Hilfen stehen Ihnen einige gute *Teemischungen* zur Verfügung.

Tee als Einschlafhilfe

• Eine Mischung für übersensible Kinder: Melissenblätter 10,0, Baldrianwurzel 10,0, Lavendelblüten 10,0, Malvenblüten 5,0, Orangenblüten 5,0.

Tee als Verdauungshilfe

• Für etwas füllige Kinder mit Schlafstörungen: Lavendelblüten 10,0, Melissenblätter 10,0, Baldrianwurzel 10,0, Fenchelkraut 10,0, Fenchelsamen 5,0, Kümmelsamen 5,0.

• Zubereitung und Anwendung der beiden Teemischungen: 1/2 Teelöffel der Mischung mit 1 Tasse kochendem Wasser überbrühen, 10 Minuten ziehen lassen, danach abseihen. Am Abend vor dem Abendessen 1 Tasse.

Honig im Tee fördert das Einschlafen

Es ist gut, wenn dem Tee 1 Löffel Honig (nach dem 9. Lebensmonat) zugegeben wird; durch die sofortige Resorption des Honigs wird der Blutzuckerspiegel erhöht, was das Einschlafen fördert.

Weglassen müssen Sie den Honig jedoch dann, wenn das Kind wohl rasch einschläft, aber schon nach zwei Stunden wieder hellwach ist.

Homöopathika können helfen

Das richtige homöopathische Mittel muß der erfahrene Arzt nach einzelnen Besonderheiten der Schlafstörung auswählen – beispielsweise »Ängstlichkeit um Mitternacht«, »Schwitzen im ersten Schlaf«, »Wacht auf und will sofort spielen«, »Wacht auf und schreit sofort« oder Mondphasenabhängigkeiten und vieles andere mehr.

Den Arzt fragen ■

All die Kinder, die am Tag zuwenig oder zu langsam in ihr Wachbewußtsein kommen oder mehr oder weniger träumend in den Tag hineinleben (meist schlafen sie auch unruhig), bedürfen einer genauen ärztlichen Untersuchung; die Ursachen sind mannigfaltig.

Übrigens: Schon manches Kind hat wieder gut geschlafen, nachdem man seinem Bett im Zimmer einen anderen Platz gegeben hatte.

Fehlverhalten, Entwicklungsstörungen 111

Schulkopfschmerz
Der Kopfschmerz, der mehr oder weniger intensiv während der Unterrichtsstunden auftritt, ist oft bei nervösen, aber geistig regen Kindern zu beobachten, deren Konzentrationsfähigkeit sich rasch erschöpft. Er kann auch Ausdruck von verstecktem Kummer sein! Ein sehr bewährtes homöopathisches Mittel:
• *Acidum phosphoricum D12* – einmal täglich 5 Tropfen.

Konzentrationsstörungen
Die häufigste Klage der Eltern ist die, daß sich ihre Sprößlinge nicht richtig und vor allem nicht lang genug auf eine Sache konzentrieren können – ob es Schularbeiten sind oder Bastelarbeiten, Lesen oder das Spielen mit Gleichaltrigen. Natürlich gibt es für diese Störungen vielerlei Ursachen, die gerade während der ersten Schuljahre und der damit verbundenen sehr raschen Entwicklungen besonders stark ins Gewicht fallen. Zunächst muß man sich die Frage beantworten, wie stark das Kind vom Wichtigen abgelenkt wird durch Unwichtiges und Schädliches – angefangen bei Dauermusik- und Fernsehberieselung bis hin zu allzu ehrgeizigen elterlichen Leistungsforderungen. Schon das Gespräch mit einem Arzt oder einem Kinderpsychologen über diese Störungen kann manches klären.

> **Nascht Ihr Kind?**
> Amerikanische Forscher berichten von konzentrationsschädigenden Auswirkungen der Lebensmittelfarbstoffe, speziell in Süßwaren, zum Beispiel in Gummibärchen. Überprüfen Sie also bitte, ob Ihr Kind nascht, und wenn ja, was es so alles zwischendurch in den Mund steckt.

Möglichst wenig Reizstoffe
Aber auch mit der Vollwerternährung (Seite 29) und der Einschränkung von Reizstoffen wie Kaffee, Tee, Cola können Sie Ihrem Kind helfen. Als Dauergetränk bieten sich Heilpflanzen-Tees an, zum Beispiel Malve, Johanniskraut oder Melisse, auch gemischt mit Hagebutte oder Orangenblüten (Rezepte Seite 33).
Auf die ausgleichende Wirkung künstlerischen Tuns in Form von Malen, Zeichnen, Musizieren und Tanzen möchte ich besonders hinweisen.

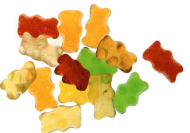

Knallbunte Gummibärchen können künstliche Lebensmittelfarbstoffe enthalten – bitte denken Sie daran.

112 Natürliche Behandlung

• Das Kombinationspräparat *Ferrum praeparatum compositum* (Weleda) hilft ausgezeichnet: dreimal täglich 10 Tropfen über eine längere Zeit, das heißt mindestens ein halbes Jahr lang, einnehmen.
• Auch *Rosen-Elixier* (Wala) hilft: dreimal täglich 1 Teelöffel.

Diese Übung kann helfen

Der Punkt an der Decke

Auf relativ einfache Konzentrationsübungen möchte ich Sie auch hinweisen: Zum Beispiel abends im Bett liegend eine Minute lang einen an die Decke gemalten etwa einen Zentimeter großen Punkt betrachten und dabei langsam lernen, alle Gedanken, die diese Betrachtung stören, abzuwehren. Das ist für ein konzentrationsgestörtes Kind zunächst sicher eine schwierige Aufgabe, die Sie ihm jedoch mit viel Liebe und Geduld erleichtern können. Setzen Sie sich die ersten Male ruhig auf die Bettkante, halten Sie die Hand Ihres Kindes in der Ihren, versuchen auch Sie, ganz ruhig zu werden. Nach einiger Zeit wird Ihr Kind aus der Erfahrung lernen, wie wirkungsvoll diese Übung ist, und es wird Ihre Hilfe nicht mehr benötigen. Bei vielen Kindern wurden damit erstaunliche Verbesserungen ihrer Konzentrationsfähigkeit erreicht – sicher hilft es auch Ihrem Kind.

Seelische Konflikte

Der Kinderpsychologe Ernst Müller-Eckhardt weist in seinem Buch »Das unverstandene Kind« vor allem darauf hin, daß »ein leistungsfähiges Gedächtnis eng verkoppelt ist mit der Tatsache, daß innere Konflikte glatt und ständig verarbeitet werden!« Und er fährt fort: »Werden seelische Konflikte nicht aufgelöst, stauen sie sich gar, vertiefen sie sich, werden sie verdrängt, dann kann ein bisher glänzendes Schülergedächtnis ohne weiteres versagen.«

Gedächtnisschwäche und Angst

Wir wissen es alle: Viele Kinder leiden unter dem Ehrgeiz ihrer Eltern. Nichterfüllte oder nicht erfüllbare Leistungserwartungen lassen Furcht, Angst, Gewissenskonflikte und innere Not entstehen.

Durch Ehrgeiz der Eltern

Die Behandlung muß also bei den Eltern einsetzen. Auch hier kann in vielen Fällen bereits ein beratendes Gespräch mit entsprechend geschulten Persönlichkeiten, also Kinderpsychologen oder -therapeuten, helfen.

Fehlverhalten, Entwicklungsstörungen 113

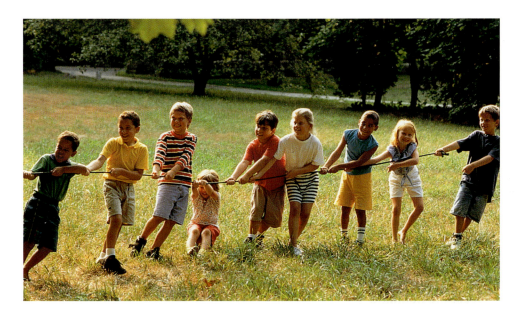

Viel auffangen läßt sich durch eine Umstellung der leistungsbewußten Erziehung, wie sie von unseren Schulen ja leider fast nur praktiziert wird, auf eine schöpferische Erziehung, in der das künstlerische Element – Malen, Musizieren, tänzerische Bewegung – im Vordergrund steht.

Gesunde Kinder, die fröhlich miteinander spielen – welche Eltern wünschen sich das nicht.

Mögliche Ursache
Das fast allen Säuglingen verabreichte Vitamin D, heute in Verbindung mit Fluor, bewirkt ohne Zweifel eine starke Verknöcherung des Skeletts und eventuell auch eine Härtung des Zahnschmelzes. Die verstärkte Mineralisierung jedoch findet nicht nur in den Knochen, sondern ebenso in Sehnen, Muskeln und Gefäßen statt. Es ist leicht vorstellbar, daß dadurch die Elastizität und auch die Bildungs- und die Wandlungsfähigkeit eines Menschen eingeschränkt werden können.
Sicher lohnt es sich, die homöopathische Rachitisprophylaxe (Seite 115) auch einmal unter diesem Gesichtspunkt zu beurteilen.

Die notwendige Vorbeugung

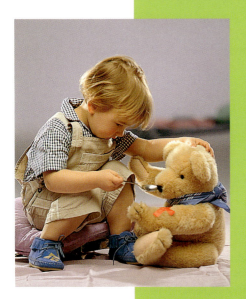

Je früher eine Erkrankung erkannt wird, desto besser läßt sie sich behandeln. Deshalb sollten Sie mit Ihrem Kind regelmäßig zur Vorsorgeuntersuchung gehen – auch wenn es sich gut entwickelt und einen völlig gesunden Eindruck macht. Dabei können Sie mit Ihrem Arzt auch über prophylaktische Medikamente und notwendige Impfungen sprechen.

Rachitisprophylaxe

Bei einem gestillten Säugling wird sich in der Regel kaum eine **Rachitis** entwickeln. Durch die Umweltverschmutzung auch der Atmosphäre jedoch ist mancherorts die Sonneneinstrahlung so verändert, daß selbst bei optimaler Ernährung eine Störung im Knochenaufbau auftreten kann. Denn die Intensität des Sonnenlichts spielt bei der Bildung wichtiger Vitamine, die der Körper zur Abwehr dieser Störung braucht, eine große Rolle. Daher wurde die »Vigantolprophylaxe« eingeführt, die jedoch die Gefahr einer zu raschen und zu starken Mineralablagerung in den Knochen, aber auch in Sehnen, Muskeln und Gefäßen, in sich birgt. Ein vorzeitiges Verhärten, also ein Verkalken einzelner Organe könnte die Folge sein. Es findet also ein vorgezogener Alterungsprozeß statt. Deshalb wurde von homöopathisch therapierenden Kinderärzten eine Rachitisprophylaxe mit natürlichen Substanzen entwickelt: die beiden von der Firma Weleda hergestellten Produkte *Apatit/Phosphor compositum und Conchae/Quercus compositum,* die Dosierung bestimmt der Kinderarzt. Diese Mittel sollten jedem Säugling mindestens während des ersten Lebensjahres, einigen auch länger, täglich regelmäßig zugeführt werden. Besondere Sorgfalt ist geboten,

Rachitis: *Störung des Knochenwachstums durch Mangel an Vitamin D*

Vorbeugung mit homöopathischen Mitteln

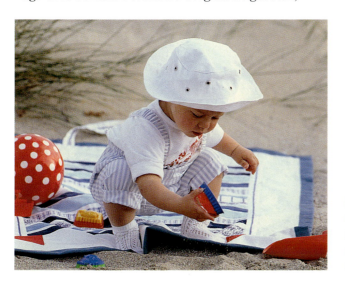

Lassen Sie Ihr Kind so oft wie möglich in der Sonne spielen, aber immer mit ausreichendem Sonnenschutz.

116   Die notwendige Vorbeugung

wenn das Kind zum Beispiel, weil es krank ist, nicht an die Luft kann.

Trotz dieser Vorbeugung ist es notwendig, den Säugling im ersten Lebensjahr alle sechs Wochen dem Kinderarzt vorzustellen; nur so ist garantiert, daß erste Rachitis-Anzeichen sofort erkannt und behandelt werden.

Regelmäßig zum Kinderarzt

Impfungen

Eine Impfung soll Schutz vor beziehungsweise Abschwächung von infektiösen Krankheiten bewirken. Die Entscheidung für oder gegen eine Impfung kann nur individuell in einem Gespräch von Eltern und Arzt getroffen werden. (Es sollten bei solchen Gesprächen immer Mutter und Vater beteiligt sein.) Die Pockenschutzimpfung wird heute nicht mehr angeboten; seit 1979 ist weltweit kein Erkrankungsfall bekannt geworden.

Die Tetanus-Impfung ist unerläßlich

Zur Tetanusimpfung ist unbedingt zu raten, da einerseits schon die kleinste unbeachtete Verletzung eine Infektion hervorrufen kann, andererseits die therapeutischen Möglichkeiten bei der Erkrankung an Wundstarrkrampf fast gleich Null sind. Die Impfung verläuft ohne Komplikationen.

Als ersten Impftermin halte ich den zehnten Lebensmonat für früh genug, zuvor ist die Wahrscheinlichkeit einer Verletzung extrem gering. Es ist von großer Bedeutung für die Entwicklung eines Säuglings, daß in der ersten Lebenszeit möglichst wenig Manipulationen stattfinden – jede Impfung bedeutet einen erheblichen Eingriff in das Lebensgefüge. Denn zur Herstellung einer Immunität, was ja der Sinn der Impfung ist, muß die Erkrankung, wenn auch in sehr abgeschwächter Form, durchgemacht werden.

Übrigens: Der Schutz gegen Tetanus ist für Erwachsene genauso wichtig wie für Kinder. Überprüfen Sie Ihren Impfschutz einmal (Impfpaß) – bei vielen Erwachsenen liegt die letzte Impfung bereits mehrere Jahrzehnte zurück.

Mögliche Impfungen für Kinder:

• *Tetanus (Wundstarrkrampf)*
• *Tbc (Tuberkulose)*
• *Diphtherie*
• *Keuchhusten (Pertussis)*
• *Kinderlähmung (Poliomyelitis)*
• *Masern*
• *Mumps*
• *Röteln*
• *Grippe*

Weitere Impfungen

Diese Impfungen führe ich je nach Situation oder auf
Wunsch durch:

Tuberkulose

Die Impfung gegen Tuberkulose führe ich durch, wenn
in der Familie eine offene Tbc bekannt ist. Ist das nicht
der Fall, dann benötigen Kinder die Impfung nicht, da
die Ansteckungswahrscheinlichkeit sehr gering ist, die
therapeutischen Möglichkeiten sehr groß sind und die
Impfung nicht ohne Problematik ist.

Diphtherie – in Kombination mit Tetanus

Möglich ist die Impfung gegen Diphtherie (Seite 82),
eine früher gefürchtete Krankheit, die heute nur noch
sehr selten zu beobachten ist. In jüngster Zeit wird
wieder von einzelnen Erkrankungsfällen (1 bis 2 pro
Jahr in Deutschland) berichtet. Diese Impfung sollte
mit der Tetanus-Impfung kombiniert werden.

Kinderlähmung

Ohne Zweifel ist die Kinderlähmung durch die welt-
weite Polio-Schutzimpfung zur Seltenheit geworden.
Doch sind auch Nebenwirkungen der Impfung
bekannt, angefangen bei Verdauungsstörungen über
Appetitlosigkeit bis hin zu psychischen Veränderungen.
Seit die Schluckimpfung durch die »Spritzimpfung«
ersetzt ist, wurde keine Lähmung beobachtet.
Eine sinnvolle Ernährung mit qualitativ guter Kost
und Reduzierung des Zuckerkonsums (Seite 28, 30)
hat mit Sicherheit eine Verminderung der Anfälligkeit
diesen und anderen Krankheitserregern gegenüber zur
Folge. Wenn jedoch Angst, Unsicherheit oder große
elterliche Meinungsdifferenzen bestehen, dann rate ich
dazu, das Kind impfen zu lassen.

*Ob Ihr Kind beziehungs-
weise wogegen es geimpft
werden soll, müssen Sie
gemeinsam mit Ihrem
Kinderarzt entscheiden*

Röteln-Impfung bei Mädchen

Bei Mädchen, die nach der Pubertät nachweislich
(durch Titerbestimmung in einem medizinischen
Labor) keine Antikörper gegen Röteln (Seite 81)
entwickelt haben, kann die Impfung durchgeführt
werden. Nebenwirkungen der Rötelnimpfung sind
meines Wissens bisher nicht bekannt.

118 Die notwendige Vorbeugung

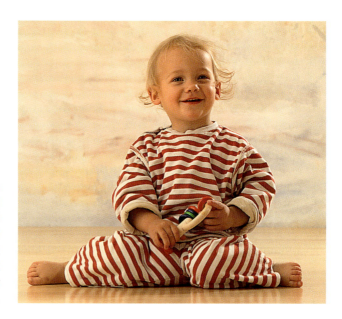

Das Verhalten der Eltern trägt entscheidend dazu bei, daß ein Kind Selbstsicherheit und Optimismus entwickelt und so auch mit Krankheiten besser fertig wird.

Individuell entscheiden

Impfungen in besonderen Fällen
Grippe- und Keuchhusten-Impfung kann in besonderen Fällen, zum Beispiel schweren Herzfehlern, Mukoviszidose, diskutiert werden. Masern- und Mumps-Impfungen, über deren Durchführung ich erst nach eingehender Untersuchung des Kindes entscheide, nehme ich in der Regel nicht vor. Diese Einstellung werden Sie verstehen, wenn Sie über die Krankheiten noch einmal nachlesen.
Der Wert der Grippe-Impfung wird verschiedenenorts in Frage gestellt. Die anfänglich enthusiastischen Beurteilungen sind nüchternen Überlegungen gewichen, so daß von offizieller Seite die Grippe-Impfung nur noch für solche Menschen vorgesehen ist, bei denen wegen Alter oder besonderer Erkrankungen eine Grippe Lebensgefahr bedeuten könnte.
Wenn Sie mehr über Impfungen wissen möchten, empfehle ich Ihnen die Schrift von Goebel und Bockemühl (Seite 120). Die Verfasser beenden ihre Ausführungen mit diesem Satz:
»Wie auch immer die Entscheidung der Eltern und des Arztes für oder gegen eine Impfung ausfällt: es muß eine verantwortliche, überlegte, individuelle Entscheidung sein.«

Die Hausapotheke 119

Das gehört in die Hausapotheke

Wenn Sie Ihre Hausapotheke mit diesen Mitteln und Utensilien ausstatten, sind Sie für die häufigsten Erkrankungen Ihres Kindes gut gerüstet.
Welches Heilmittel geeignet ist und wie Sie es anwenden, lesen Sie bitte bei den entsprechenden Krankheiten und Beschwerden nach.

- Arnika-Essenz
- Calendula-Essenz
- Calendula-Öl
- Calendula-Salbe
- Combudoron-Essenz
- Wund- oder Brandessenz
- Wund- und Brandgel
- Baldrian-Tinktur
- Johanniskraut Öl-Auszug (»Rotöl«)
- Fenchelsamen
- Heidelbeeren, getrocknet
- Kamillenblüten, Pfefferminze
- Kümmelöl
- Lindenblüten
- Kaffeekohle
- Salbei-Tinktur (Salvia officinalis 10 %)
- Gummiklistier
- Fieberthermometer
- Splitterpinzette
- Schere
- Zeckenpinzette
- Heftpflaster

- Wundschnellverband
- Verbandspäckchen
- Mullbinden
- Augenklappe
- Lederfingerling
- Aconit D6
- Apis/Levisticum II (Wala)
- Arnika D6
- Belladonna D6
- Bolus alba cps. (Wala)
- Chamomilla cps. Supp. (Weleda)
- Eupatorium D6
- Ferrum phosphoricum D6
- Ferrum phosphoricum cps. (Weleda)
- Gelsemium D6
- Silicea cps. (Wala)
- Spongia D6 (DHU)
- Viburcol Supp. (Heel)
- Zinnober cps. (Weleda)
- für »Fortgeschrittene«: homöopathische Notfall-apotheke (Seite 122).

Zum Nachschlagen

Bücher, die weiterhelfen

Cramm, Dagmar von, *Das große GU Familien-Kochbuch;* Gräfe und Unzer Verlag, München.

Cramm, Dagmar von, *Kochen für Babys;* Gräfe und Unzer Verlag, München.

Cramm, Dagmar von, *Kochen für Kleinkinder;* Gräfe und Unzer Verlag, München.

Cramm, Dagmar von, *Richtig essen in der Stillzeit;* Gräfe und Unzer Verlag, München.

Cramm, Dagmar von/Schmidt, Prof. Dr. med. Eberhard, *Unser Baby;* Gräfe und Unzer Verlag, München.

Dorsch, Prof. R. Walter/Loibl, Marianne, *Hausmittel für Kinder;* Gräfe und Unzer Verlag, München.

Feldenkrais, Moshé, *Bewußtheit durch Bewegung; Verhaltensphysiologie oder Erfahrungen am eigenen Leib.* Suhrkamp Verlag, Frankfurt.

Flade, Dr. med. Sigrid, *Allergien natürlich behandeln;* Gräfe und Unzer Verlag, München.

Flade, Dr. med. Sigrid, *Nahrungsmittel-Allergie natürlich behandeln;* Gräfe und Unzer Verlag, München.

Flade, Dr. med. Sigrid, *Neurodermitis natürlich behandeln;* Gräfe und Unzer Verlag, München.

Glas, Norbert, *Lebensalter des Menschen, Band 1, Frühe Kindheit;* Mellinger Verlag, Stuttgart.

Goebel, Wolfgang, und Johannes Bockemühl, *Zu den Impfungen, Beratungen aus der Kinderabteilung des Gemeinnützigen Gemeinschaftskrankenhauses Herdecke;* zu beziehen über Sterntaler e.V., Gerhard-Kienle-Weg-4, 58313 Herdecke (bitte 3,10 DM für 1 Heft inklusive Porto in Briefmarken beilegen).

Goebel, Wolfgang, und Michaela Glöckler, *Kindersprechstunde;* Verlag Urachhaus, Stuttgart.

Hellermann, Mechthild, *Neurodermitis bei Kindern;* Gräfe und Unzer Verlag, München.

Hofmann, Dres. med. Dagmar und Ulrich, *Erste Hilfe bei Kindern;* Gräfe und Unzer Verlag, München.

Kast-Zahn, Annette, und Hartmut Morgenroth, *Jedes Kind kann schlafen lernen;* Oberstebrinck Verlag.

König, Karl, *Die ersten drei Jahre des Kindes;* Fischer Verlag, Frankfurt.

Kühne, Petra, *Säuglingsernährung;* Arbeitskreis für Ernährungsforschung, Bad Vilbel.

Müller-Wiedemann, Hans, *Mitte der Kindheit;* Verlag Freies Geistesleben, Stuttgart.

Pahlow, Mannfried, *Das große Buch der Heilpflanzen;* Bechtermünz Verlag, Augsburg.

Rias-Bucher, Barbara, *Backvergnügen vollwertig;* Gräfe und Unzer Verlag, München.

Rias-Bucher, Barbara, *Kochvergnügen vollwertig;* Gräfe und Unzer Verlag, München.

Rittinger, Eva, *Vegetarisch kochen – Köstlich wie noch nie;* Gräfe und Unzer Verlag, München.

Schmidt, Sigrid, *Bach-Blüten für Kinder;* Gräfe und Unzer Verlag, München.

Steiner, Rudolf, *Die Erziehung des Kindes vom Gesichtspunkt der Geisteswissenschaft;* Rudolf Steiner Verlag, Basel/Dornach.

Steiner, Rudolf/Ita Wegmann, *Grundlegendes für eine Erweiterung der Heilkunst nach geisteswissenschaftlichen Erkenntnissen;* Rudolf Steiner Verlag, Basel/Dornach.

Stumpf, Werner, *Homöopathie für Kinder;* Gräfe und Unzer Verlag, München.

Symbioselenkung (Merkblatt für mikrobiologische Therapie), zu beziehen über Arbeitskreis für mikrobiologische Therapie, Kornmarkt 34, 35745 Herborn (bitte 1,- DM Rückporto in Briefmarken).

Uhlemayr, Ursula, *Wickel & Co., Bewährte Hausmittel neu entdeckt;* Gräfe und Unzer Verlag, München.

Vögeli, Adolf, *Das ABC der Gesundheit;* Haug Verlag, Heidelberg.

Zur Linden, Wilhelm, *Geburt und Kindheit;* Klostermann Verlag, Frankfurt.

Adressen, die weiterhelfen

- Adressen von Naturheilärzten und Naturheilkliniken können Sie bei folgenden Kontaktstellen erfragen:
Hufeland Gesellschaft für Gesamtmedizin e. V., Ortenauerstraße 10, 76199 Karlsruhe
Deutscher Zentralverein homöopathischer Ärzte e. V., Alte Steige 3, 72213 Altensteig
Bundesverband Patienten für Homöopathie, Lange Straße 42, 37181 Hardegsen
Gesellschaft anthroposophischer Ärzte e. V., Trossinger Straße 53, 70619 Stuttgart
Gesellschaft der Ärzte für Erfahrungsheilkunde e. V., Fritz-Frey-Straße 21, 69121 Heidelberg
Projekt Patienteninformation für Naturheilkunde c/o UFA-Fabrik, Viktoriastraße 13–18, 12105 Berlin
Förderverein Natur und Medizin e.V. in der Carstens-Stiftung, Barkhovenallee 1, 45239 Essen
Verein für anthroposophisches Heilwesen e.V. und Europäischer Verbraucherverband für Naturmedizin, Johannes-Kepler-Straße 56–58, 75378 Bad Liebenzell
Arbeitsgemeinschaft Allergiekrankes Kind e. V., Hauptstraße 29, 35745 Herborn
Arbeitskreis überaktives Kind (früher: Phosphat-Liga), Dieterichsstraße 9, 30159 Hannover
Zentrum zur Dokumentation für Naturheilverfahren (ZDN), Hufelandstraße 56, 45147 Essen
Zentralverband Ärzte für Naturheilverfahren, Alfredstraße 21, 72250 Freudenstadt
Gegen Voreinsendung von DM 5,- in Briefmarken erhalten Sie bei schriftlicher Anforderung eine Liste der Ärzte und Zahnärzte für Naturheilverfahren.

- Eine homöopathische Notfallapotheke für Kinder (Seite 63) mit den 20 für den Notfall wichtigsten Einzelmitteln können Sie beziehen über die Kurapotheke 83043 Bad Aibling, Bahnhofstraße 8.

- Stutenmilch ist zu beziehen über H. Zollmann, Sinnesstraße 17, 69429 Waldbrunn-Mühlen.

Beschwerden- und Sachregister

Abgeschlagenheit 75
Abwaschung 49
Abwehrkräfte, körpereigene 47
Abwehrschwäche 74
Abwehrstoffe, körpereigene 24
Ackerschachtelhalm-Tee 55, 89
Aggression 20, 61
Akne 101
Akne-Kapseln 101
Akne-Wasser 101
akute fieberhafte Erkältung 63
akute Nierenentzündung 88
akute Ohrenentzündung 71
akute Ohrenschmerzen 55
akuter Schnupfen 62
Allergie 92
 – Juckreiz 98
Allergiefaktoren 93, 96
Allergieneigung 62
allergische Erkrankung 92
Anergie 92
Anfälligkeit, körperliche 18
Angina 40, 71
Angst 17, 20, 108, 112
Ängstlichkeit 44
Anis-Tee 38
Anschwellen der Kinderbrust
 14
anthroposophische Medizin 6
Anti-Appetit-Reflex 106
Antibiotika 5, 7, 87
Appetitlosigkeit 19, 105
Appetitstörungen 105
Archangelica cp. Salben-
 Auflage 81
Arnika-Essenz 13, 43
Arnika-Salbe 43, 56
Arnika-Wundtuch 56
Asthma 92
 –, allergisches 93, 97
 – mit feuchtem Auswurf 94
 – mit schlecht sich lösen-
 dem Auswurf 94
Asthmaanfall, akuter 51
asthmatische Bronchitis,
 spastische 53

Atemnot 78
 –, trockener, bellender
 Husten mit 70
Auflage, feuchte 55, 98
Auflage, kühlende 100
Augenreizung bei Masern 76
Augenschmerzen 76
Augentropfen 76
Ausatmung fördern 97
Ausdauer, mangelnde 103

Babytragesack 16
Bagatellunfall 62
Bakterien, natürliche 59
Baldrian 44
Bärentraubenblätter-Tee 42,
 88
Bauchschmerzen 54
Bauchweh, Neigung zu 73
Bauchwickel 54
Benommenheit 52, 57
Bettnässen 44, 89
Bettruhe 25, 61, 65, 77
Beulen 99
Blähungen 38, 45, 59, 102
Blähungen beim Säugling 38,
 45, 84
Blasen-Bereich, chronische
 Erkrankungen im Nieren-
 88, 89
Blasenentzündung 88
Blasenschließmuskulatur
 stärken 91
Blüten-Notfallsalbe nach
 Dr. Bach 67
Bluterguß 43, 99
Blutschwämmchen 13
Blutung am Nabel 13
Blutungen 99
Borreliose 92
Brombeerblätter-Tee 39
Bronchitis 53, 68
 –, fieberhafte 69
 –, Grippe- 40
 –, spastisch-asthmatische 53
 –, spastische 41, 93
Brustwickel 53

Calendula-Essenz 43
Calendula-Öl 12
Calendula-Salbe 43
Calendula-Salbenverband 100
Calendula-Umschlag 43, 100
Cantharidenpflaster 71
chronische
 – Erkrankungen der oberen
 Luftwege 57
 – Infektanfälligkeit 74
 – Nebenhöhlenerkrankung
 50, 51
chronischer Schnupfen 39
Combudoron-Essenz 99

Darm-Erkrankungen, Magen-
 39, 82
Darm-Störungen, Magen- 39,
 57
Darmbeschwerden 39
Darmkrämpfe 56
Darmreinigung 57
Darmspülung 86
Daumenlutschen 15
Desensibilisierung 93, 96
diätetische Maßnahmen 32
Diphtherie 82, 117
Disharmonie, ganzheitliche 24
Drüsenschwellung am Hals
 72, 81
Durchfall 19, 39, 57
 –, akuter 86
Durchschlafstörung 107
Durst 30

Echinacea-Tinktur 44
Eichenrindenextrakt 55
Eifersucht 103
Einlauf 25, 57, 86
Einnässen, nächtliches 89
Einsamkeit 19
Einschlafstörung 49, 107
eiternde Wunden, infizierte
 100
Eiweißträger 29
Ekzem 42
 –, allergisches 93, 98
 –, feuchtes 55, 98

124 Zum Nachschlagen

Ekzem
-, schweres 51
-, trockenes 94
Entwicklung 18, 74
Entwicklungsrückschritt 20
Entwicklungsstörung 101
Entzug von Süßem 30
Entzündung
– der Haut 81
– der Nasennebenhöhlen 67
– der Schleimhäute und
Ohren, Neigung zu 74
Erbrechen 19, 54, 57, 83
-, allgemeines 84
– beim Säugling 83
Erkältung 41
-, akute, fieberhafte 63
Erkältungskrankheit 18, 41,
44, 63
Erkrankung der Luftwege 93
Erkrankung
-, akute 68
-, chronische im Blasen-
und Nieren-Bereich 88
-, fieberhafte 50, 63
Ermüdbarkeit beim Trinken
27
Ernährung 28, 84, 94, 105
– bei Krankheit 31
-, richtige 26, 29
Erste Hilfe bei offenen
Wunden 43, 98
Erziehungsberater 20
Eßgewohnheit, schlechte 105
Essig 52
essigsaure Tonerde 53

Fastenkuren 32
Fehl- oder Rückentwicklung
im seelischen Bereich 90
Fehlbildungen im Blasen- und
Nieren-Bereich 90
Fehlverhalten der Eltern 20
Fenchel-Tee 38
Fett 29
Fettsäuren 28
feuchte Ekzeme 55, 98
Fieber 23, 40, 49, 50, 52
-, hohes 40, 57, 64, 75, 76

Fieber
-, künstliches 50
-, plötzlich auftretendes 64,
88, 104
-, unklares 88
fieberhafte Bronchitis 69
Fieberkrämpfe 25
Fieberschub 23
Fiebertraum 64
Fieberzäpfchen 24
Flaschennahrung 26, 27
Flüssigkeitsentzug 91
Flüssigkeitsgleichgewicht 32
Flüssigkeitsverlust 86
Flüssigkeitszufuhr 51
FSME 92
Frieren 64
Furcht 64
Furunkulose 100
Fußbad
– mit Senfmehlzusatz 51,
68
-, ansteigendes 51
Füße, kalte 51

Ganzabwaschung, kalte 49
Gaumen, hochroter 77
Geburt 10
Geburtsvorbereitung 8
Gedächtnisschwäche 112
Gedächtnisstörung 17
Gefühl von Verlassensein 19
Gehirnerschütterung 43
geistig-seelische Festigung 77
Gelbsucht beim Neugebore-
nen 11
Gelenkentzündung 56
Gemüse 27, 29, 94
Gereiztheit 17
Gesundheit 5
Gewürze 29
Gliederschmerzen 65
Grippe 40, 63
Grippebronchitis 42
Grippeimpfung 118
Grundnahrungsmittel 28
Grundtee 34
Gummiklistier 57
Gurgelmittel 39, 40

Hals, Lymphdrüsenschwel-
lung 52, 72
Halsentzündung 40, 52
Halswickel 52
– mit Zusätzen 53
Harnröhrenbereich, bren-
nende Schmerzen 88
Hautausschlag
– bei Masern, rostroter 75
– bei Röteln 81
– bei Scharlach, feinflecki-
ger, scharlachroter 77
Hauteiterungen 100
Hauterkrankungen, allergi-
sche 93
Hautverletzung 98
Heidelbeer-Tee 39
Heilkräfte der Natur 7
Heilpflanzen 32
-, Tee 30, 32
-, Tee als Dauergetränk 32,
104
-, Tee, Übersicht 33, 37
-, Vollauszüge 43
Heilsalbe 98
Heilwirkung
– des Fiebers 23
– der Homöopathika 45
Heizsonne 55
Heublumen
-, Bad 51
-, Säckchen 56
Heuschnupfen 93
hochfieberhafte Krankheiten
50, 52, 63
hohes Fieber 40, 57, 63, 75,
77
-, plötzlich auftretendes 88
Holunderblüten-Tee 41
Homöopathie 45
Homöopathika 45
– Herstellung 46
homöopathische Taschen-
apotheke 63, 122
Honig 31
Huflattichblätter-Tee 40, 41
Hunger 31, 102, 105

Beschwerden- und Sachregister   125

Husten 40, 42, 54, 68
– mit Atemnot, trockener,
bellender 70
– mit schwer löslichem
Schleim 41, 70
–, starker 41
–, trockener 41, 70
–, trockener, schmerzhafter
69
–, ziehender 78
Hustenanfall 70, 78
Hustentee 41, 69
Hyperkinese 44

Impfmöglichkeit 116
Impfung 80
Infekt 18
–, chronischer 74
–, katarrhalischer 44
–, Neigung zu häufigem 74
Infektanfälligkeit 18
–, chronische 74
Infektionskrankheit 18
Infekttherapie 63
infizierte, eiternde Wunden
100
Inhalation 39, 57
– von Kamillendampf 57
Insektenstich 100
Irrigator 57

Johanniskraut-Öl 44, 91
Johanniskraut-Tee 91
Jucken bei Windpocken 80
Juckreiz 98

Kaffeekohle 86
Kaltabwaschungen 49, 91
kalte Füße 51
Kaltwasser-Anwendung 48
Kamillenlösung 66
Kamillen-Tee 39, 57
Kamillenwickel 54
Kartoffelwickel 54
Käseschmiere 10
katarrhalische Infekte 44
Katarrhe, Neigung zu 73
Keuchhusten 41, 78, 80
–, Inkubationszeit 80

Kinderkrankheiten 61
–, klassische 74
Kinderlähmung 117
Kinderpsychagoge 90
Kinderpsychologe 90, 111
Kinderpsychotherapeut 90
Kitzelhusten 69
Klimakur 95
Klistier 57
kloßige Sprache 72
Kneipp 47
Knochenbruch 99
Kompresse
– mit Arnika-Essenz 43, 56
– mit Arnika-Tinktur 99
Konflikt, seelischer 112
Konzentrationsfähigkeit 111
Konzentrationsmangel 17
Konzentrationsstörung 103,
111
Konzentrationsübung 112
Kopfdampfbad mit Kamille 57,
66
Kopfgeschwulst beim Neuge-
borenen 14, 99
Kopfschmerzen 19, 57
–, Neigung zu 73
körperliche Anfälligkeit 18
körperliches Gedeihen 14
Kostumstellung 101
Krämpfe 54
Krankheit 5
–, hochfieberhafte 49, 52
Kreativität 19
Kümmel-Öl 45
Kümmel-Tee 38
Kummer, versteckter 111
künstlerische Betätigung 19
künstlerisches Tun 111
Kupfersalbe 79, 85

Labilität, seelische 18
Lebensmittel, naturbelassene
28
Lernverweigerung 20
Lindenblüten-Tee 31, 40
Löwenzahnsalat 35
Luft, frische 58
Luftbad 59

Luftröhrenkatarrh 51, 57
lymphatische Reaktion 107
lymphatisches System,
Störungen 72
Lymphatismus 72
Lymphdrüsenschwellung am
Hals 52, 72

Magen, verdorbener 40, 84
Magen- und Darmentgiftung
86
Magen-Darm
–, Erkrankungen 82
–, Störungen 40, 54
Magenkrämpfe 39, 40
Magenpförtner-Krampf 83
Magensaftproduktion,
ungenügende 107
Magenschmerzen 19
Mandelentzündung (Angina)
39, 71
Mandeln, gerötete 77
Masern 75
–, Inkubationszeit 75
Mattigkeit 64
Melissen-Tee 25, 42
Milch-Ersatz 94
Milchbildungstee 26
Mineralstoffe 8
Müdigkeit, chronische 107
Mukoviszidose 39
Mumps (Ziegenpeter) 52, 81
–, Inkubationszeit 81
Mundfäule 83
Mundschleimhautentzündung
39
Muskelzuckungen 103
Muttermilch 11, 26
Muttermilchmenge steigern
26

Nabelblutung 13
Nabelbruch 13
Nabellücke 13
nächtliches Schreien 102
nächtliches Einnässen 89
Nägelkauen 103
Nährstoffe, lebensnotwendige
28

126 Zum Nachschlagen

Nahrungsaufbau nach
Durchfall 86
Nahrungsaufnahme 102
-, Rhythmus der 12
Nahrungsmittel, Qualität der
8, 28
Narkose 99
Nase, verstopfte 66
Nasenbalsam 66
Nasennebenhöhlenent-
zündung 50, 51, 57, 67
Nasenpolypen 72
Nasenschleimhaut, Degene-
ration der 66
Nasenspülung mit Salzwasser
67
Nasentropfen 66
Naturheilkunde 6
Naturmedizin 5
Nebenhöhlenentzündung 50,
51, 57, 67
Nebenhöhlenerkrankung,
chronische 50
Nervensystem, Anregung 48
Nervenverletzung 44
nervöse Reizzustände 44
Nervosität 21, 42, 50, 103
Nesselfieber 93
Nicht-verstanden-Werden 19
Nieren-Blasen-Bereich,
chronische Erkrankungen
88
Nieren-Blasen-Tee 42, 89
Nierenentzündung, akute 55
Nierenwickel 55
Noxen 93

Obere Luftwege, chronische
Erkrankung der 51
Obst 27
offene Wunden, Erste Hilfe 43
Ohrenentzündung 74
-, akute 71
Ohrenschmerzen 71
-, akute 55, 71
Ohrentropfen 71
Ohrenwickel 55, 71
Operation 99

Papierwindeln 13
Penicillin 23, 77
Persönlichkeitsentwicklung 24
Pfefferminz-Öl 39
Pfefferminz-Tee 40
Phantasie 17
Phytotherapie 32, 43
Pilzinfektion 82
Platzwunden 99
Polio-Impfung 117
Polypen, Nasen- 72
Prellung 56
Pseudokrupp 70
Psychagogen 20
psychische Entwicklung 90
psychische Probleme 101
psychosomatische Störungen
19
Psychotherapeuten 20
Pubertät 20, 101

Quarkwickel 53
Quetschwunden 99

Rachitisprophylaxe 113, 115
Reaktionen, allergische 93
Reizbarkeit 20
Reizhusten 69
Reizüberflutung 17, 107
Reizzustände, nervöse 44
Rekonvaleszenz 61
Rißwunden 99
Rohkostkuren 94
Röteln 81
-, Drüsenschwellung am
Hals 81
Röteln-Impfung 81, 117
Rotlicht 55
Rotöl 44
Ruhe 61

Salatkur 35
Salbei-Tee 40
Salbei-Tinktur 45
Salben-Auflage 56
Salbenmischung gegen
Juckreiz 98
Salbenverband 100
Salz 53

Säugling
-, Baden 12
-, Blähungen 84
-, dünner Stuhl 26
-, Erbrechen 83
-, Gelbsucht 11
-, Kopfgeschwulst 13, 99
-, nächtliche Unruhe 102
-, Nahrungsaufbau 86
-, Ohren reinigen 13
-, Schlafstörung 102
-, Schmerzen 102
-, Schnupfen, chronischer
65
-, seelische Entwicklung 14
-, Trinkschwäche 27
-, Unruhe 15, 102
-, Verdauungsstörung 83
-, Verstopfung 87
-, Wärmebedürfnis 10
-, Wärmehaushalt 10
-, Wirbelsäulenschaden 16
Scharlach 77
-, Inkubationszeit 77
-, Nachkrankheiten 78
Schlafstörung 21, 42, 107,
108
Schlaftee 110
Schmerzen beim Schlucken
71
Schmerzen, brennende,
stechende im Blasen- oder
Harnröhrenbereich 88
schmerzhafter Husten,
trockener 69
Schnarchen 72
Schnittwunden 99
Schnuller 15
Schnupfen 64
-, chronischer 39, 57, 72
Schüchternheit 20
Schulkopfschmerz 111
Schulschwierigkeiten 17
Schürfwunden 99
Schwangerschaft
-, Alkohol 8
-, Bewegung 8
-, Ernährung 8
-, Ernährung der Seele 9

Beschwerden- und Sachregister   127

Schwangerschaft
- , Nikotin 8
- , Verdauung 9
Schwedenkräuter 67
Schweißausbrüche 104
Schweißbildung, Neigung zu
73
Schweißbildung, vermehrte
45
Schwitzbad 50
seelische
– Bedrängnis 19
– Labilität 18
– Not 19
– Schwierigkeiten 44
– Sensibilität 103
Selbstbehandlung 62
Selbstheilungskräfte 6, 7, 104
– aktivieren 7
Selbstregulation des Organis-
mus 24
Selbstwertgefühl 21
Senfmehlfußbad 52
Sonne 58, 115
Sonnenbadekur 58
Soor 82
spastisch asthmatische
Bronchitis 53
spastische Bronchitis 41, 92
Spaziergang an frischer Luft
79
Spitzwegerichblätter-Tee 41
Spurenelemente 28
Stiefmütterchen-Aufguß mit
Eichenrinden-Extrakt 55
Stiefmütterchen-Bad 51
Stiefmütterchenkraut
- , Auflage 42
- , Tee 42
Stillen 11, 26
Stoffwechselstörung 101
Störung
– der psychischen Entwick-
lung 90
– des lymphatischen
Systems 59
- , psychosomatische 19
Süßigkeiten 30
Symbioselenkung 7, 59, 104

Teemischungen aus Heil-
pflanzen 33, 34
– bei Husten 69
Teekur 35
– zur Entgiftung 35
Teilabwaschung, kalte 49
Temperatur-Reiz 47
Tetanus-Impfung 98, 116
Tetanusinfektion 98
Thymiankraut-Tee 40, 42
Tics (Muskelzuckungen) 103
Tragetuch 16
Träume, heftige 104
Trinken 30
Trinkschwäche beim Säugling
27
trockener, bellender Husten
mit Atemnot 70
trockener, schmerzhafter
Husten 69
trockenes Ekzem 94
Trommelbauch 85
Tuberkuloseimpfung 117

Überwärmungsbad 50, 95
Umschlag
- , feucht-warmer 55
- , feuchter 98
Unruhe 15, 57
- , allgemeine 25
- , nervöse 107
– beim Säugling 15, 102
- , nächtliche beim Säugling
102
Urinprobe 88, 100
Urtikaria 93

Verbrennung 99
Verdauung 101
Verdauungsstörungen 101
Verhaltensstörung 20
Verlangen nach Wärme 75
Verletzungen 98
- , leichte 62
Verrenkung 43, 99
Verstauchung 43, 56
Verstimmung 24, 74
Verstopfung 57, 87
– durch Antibiotika 87

Vertrauen 21
Verwirrtheit 24
Vigantolprophylaxe 115
Vitalität, herabgesetzte 75
Vitamine 28
Vitamin D 113, 115
Vollbad, heißes mit Baldrian
25
Völlegefühl 59
Vollkornkost 28
Vollwert-Ernährung 28, 29
Vorbeugung 114
Vorbild 17
Vormilch 11

Wadenwickel 25, 52
Wangenschleimhaut-
entzündung 39
Wärme 10, 88
Wasser-Anwendungen 47
Wasserbläschen bei Wind-
pocken 80
Weinerlichkeit 75
Wespenstich 100
Wickel, kalte 52
Windpocken 80
- , Inkubationszeit 80
- , Jucken 81
Wund- oder Brandmittel 99
Wunden, Erste Hilfe 98, 99
Wunden
- , infizierte, eiternde 100
- , offene 43

Zahnbildung, kindliche 8
Zahnen 15
Zahnfleischentzündung 39
Zahnwechsel 18
Zappelphilipp-Kind 108
Zeckenbiß 92
Ziegenpeter (Mumps) 52, 81
Zitronen-Brustwickel 54, 97
Zöliakie 39
Zufüttern von Obst und
Gemüse 27
Zwiebelwickel 55, 71

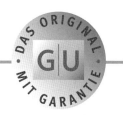

Das Original mit Garantie

Ihre Meinung ist uns wichtig.
Deshalb möchten wir Ihre Kritik, gerne aber auch Ihr Lob erfahren, um als führender Ratgeberverlag für Sie noch besser zu werden. Darum: Schreiben Sie uns! Wir freuen uns auf Ihre Post und wünschen Ihnen viel Spaß mit Ihrem GU-Ratgeber.

Unsere Garantie: Sollte ein GU-Ratgeber einmal einen Fehler enthalten, schicken Sie uns bitte das Buch mit einem kleinen Hinweis und der Quittung innerhalb von sechs Monaten nach dem Kauf zurück. Wir tauschen Ihnen den GU-Ratgeber gegen einen anderen zum gleichen oder ähnlichen Thema um.

Ihr Gräfe und Unzer Verlag
Redaktion Gesundheit
Postfach 86 03 25
81630 München
Fax: 089/41981-113
e-mail: leserservice@
graefe-und-unzer.de

Wichtiger Hinweis

Die in diesem Buch vertretenen Auffassungen in bezug auf Krankheiten und ihre Behandlung weichen teilweise von der allgemein anerkannten medizinischen Wissenschaft ab. Jeder Leser ist aufgefordert, in eigener Verantwortung zu entscheiden, ob und inwieweit die in diesem Buch dargestellten Naturheilverfahren und Naturheilmittel für ihn eine Alternative zur »Schulmedizin« darstellen.
Wann ist eine Selbstbehandlung möglich? In diesem Abschnitt des Buches ist erklärt, wann Eltern in eigener Verantwortung handeln können und wann ein Arzt zu Rate gezogen werden muß (Seite 62); bitte halten Sie sich an diese Ausführungen.

Bildnachweis:
CMA: Seite 29; Ken Fisher/Tony Stone: Seite 90; Ch. Grusa: Seite 25, 60, 100, 114; Ifa: U1; Gudrun Kaiser: Seite 31, 73, 84, 97; Ulla Kimmig: Seite 17, 89; Birgit Koch/Bavaria: Seite 10; Hans Laux: Seite 34, 39, 40 oben, 41, 42; Michael Leis: Seite 57; Mauritius-Viktoria: Seite 19; Nestlé Aléte GmbH: Seite 115; Poehlmann/Mauritius: Seite 55; Rapso: Seite 35; Hans Reinhard: Seite U2/1, 7, 22, 38, 40 unten, 44, 69; Sigrid Reinichs: Seite 2, 12, 14, 66, 85, 102, 118; P. Royd/ Bavaria: Seite 21; Thomas v. Salomon: Seite 71; Norbert Schäfer Pictures: Seite 2, 3, 4, 16, 65, 106; Studio Schmitz: U4 (links), Seite 30, 45, 58, 64, 68, 91; Stock Market: Seite 113; Teubner: Seite 87; Isabella Valdivieso: Seite 111; Alexander Walter: U4 (rechts), Seite 109; Georg Wunsch: Seite 27, 94

© 2000 Gräfe und Unzer GmbH München
Überarbeitete Neuausgabe von *Kinderkrankheiten natürlich behandeln,* Gräfe und Unzer Verlag GmbH, 1997, ISBN 3-7742-3539-2; (Erst-Ausgabe: 1983)

Alle Rechte vorbehalten. Nachdruck, auch auszugsweise, sowie Verbreitung durch Film, Funk, Fernsehen und Internet, durch fotomechanische Wiedergabe, Tonträger und Datenverarbeitungssysteme jeder Art nur mit schriftlicher Genehmigung des Verlages.

Redaktionsleitung: Doris Birk
Redaktion:
Reinhard Brendli (Neuausgabe)
Doris Schimmelpfennig-Funke (Originalausgabe)
Lektorat:
Dr. Dörte Otten
Bildredaktion:
Christine Majcen-Kohl
Umschlaggestaltung:
independent Medien-Design
Innenlayout:
Heinz Kraxenberger
Produktion:
Petra Roth
Satz:
Johannes Kojer
Repro Umschlag:
MXM GmbH
Repro Innenteil:
Fotolito Longo
Druck und Bindung:
Druckerei Appl, Wemding

ISBN 3-7742-4805-2

Auflage 5. 4. 3.
Jahr   2003 02